規格性のある 口腔内写真撮影講座

成功例・失敗例で学ぶ

須呂剛士 著

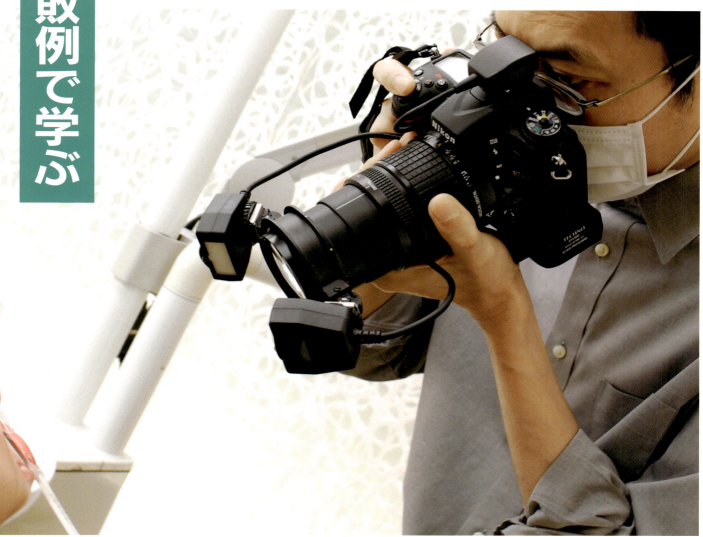

クインテッセンス出版株式会社　2018
QUINTESSENCE PUBLISHING

Berlin, Barcelona, Chicago, Istanbul, London, Milan, Moscow, New Delhi, Paris, Prague, São Paulo, Seoul, Singapore, Tokyo, Warsaw

クインテッセンス出版の書籍・雑誌は，歯学書専用通販サイト『**歯学書.COM**』にてご購入いただけます．

PCからのアクセスは…

歯学書　検索

携帯電話からのアクセスは…
QRコードからモバイルサイトへ

推薦の言葉

　私と須呂先生の出会いは，彼がまだ九州大学歯学部の学生であった時で，かれこれ26年のお付き合いになる．須呂先生は当時，私の診療所にたくさんの仲間を連れて勉強しに来られていた．なかでも，須呂先生は勉強することに対して熱心で，努力家であったと記憶している．

　須呂先生に対するその印象は，今もまったく変わることはない．下川公一先生が主宰されている福岡県北九州市の勉強会や，福岡豊歯会という伝統ある勉強会に，今も車で3～4時間かけて毎月通われ，勉強を続けられている．さらに，最近では日本顎咬合学会の編集委員を務めるなど，その活躍の幅を多方面に広げられてもいる．

　須呂先生が開業されている大分県佐伯市は，非常にのんびりした土地柄であり，そんなにあくせく勉強しなくても，歯科医師として十分にやっていける場所であるが，ぬるま湯につかることなく，そうして今も研鑽を積まれる姿には本当に頭が下がる．そして，歯科医師として着実に力をつけられ，また成長されている姿を非常に嬉しく思っている．

　そんな須呂先生が，「ザ・クインテッセンス」誌において，臨床写真撮影法の基本を説いた連載をもたれ，それがこのたび1冊の書籍としてまとめられたことを，まずはお祝い申し上げたい．

　さて，歯科医療における口腔内写真撮影の第一義は"記録"である．そしてその記録には規格性，すなわち1人の患者の口腔内を，長期間同一の見え方で記録する"規格性"が非常に重要になる．本書がその規格性にこだわり，そのための撮影法が過不足なく網羅されていることは，本書の目次を見るだけですぐに理解することができる．そして，ページをめくっていくと，各項とも本当に必要な情報だけが，シンプルかつ非常にわかりやすく説明されていることがわかる．書物の執筆において，読者の側にたってわかりやすく解説することは実は非常に難しいものであるが，須呂先生はこれをその平易な文体をもって，またときに成功例と失敗例の双方を提示し解説されることで見事に成し遂げられている．

　さらに本書で特筆すべきは，撮影時における患者さんへの最大限の敬意と配慮が読みとれる点にある．臨床写真撮影時は，患者さんにとって少なからず苦痛を与えてしまう可能性があるが，それを少しでも軽減し，快くご協力いただくための物理的な工夫や心理的な配慮点が，随所に記載されている．本書の内容には，そのような医療人が元来もつべき，患者さんに対する「優しさ」が感じられ，このことにより，他の臨床写真撮影の技術書と一線を画すことに成功している．その意味で，臨床規格写真撮影をこれから学びたい歯科医師，コ・デンタルスタッフはもちろん，すでに日々の臨床で口腔内写真撮影を実践されている方々にも読んでいただきたいと思う書物である．

2018年2月
大分県開業　歯科河原英雄医院
河原英雄

はじめに

　文字や数字では記録できない情報を保存できる口腔内写真は，質の高い診断や治療，メインテナンスを行うためには不可欠であると言っても過言ではありません．

　本書ではとくに，口腔内写真における「規格性」に焦点を当てています．規格性とは，撮影倍率や構図，明るさなどを標準化して，常に同一条件で撮影することを意味し，写真に規格性がともなうことによって，継時的な口腔内の変化を正確に比較することができ，伝えたい情報を他者に正確に伝えることができるようになります．

　規格写真の撮影は，ただ闇雲に撮影していてもその上達はおぼつかないものです．しかし，写真撮影に関する最小限の知識をもち，規格撮影の可能なカメラシステムを揃え，どのような写真が規格性をもつのかを知り，撮影のためのちょっとした技術的なコツを習得するだけで，見違えるような規格写真を撮影できるようになります．

　口腔内撮影に適したカメラとマクロレンズ，ストロボを選び，それらのカスタマイズを行うことは非常に難しいと思います．カメラや撮影の知識や技術はとても奥が深く，それらに関しては筆者も初心者同然だとわきまえています．しかし幸いなことに，すでに初期設定のなされている口腔内撮影用カメラシステムが数社から販売されており，それらを利用すれば，煩雑な設定に頭を悩ますことなく撮影にとりかかることができます．

　本書では，そのようなカメラシステムを利用することを前提として，これから口腔内写真を撮り始める，もしくはすでに撮影しているけれど規格性のある写真をうまく撮ることができないと考えている歯科医師やコ・デンタルスタッフを対象に，基本的なカメラや撮影の知識から，写真のどこを見て規格性をチェックするのかというポイント，さらに実際の撮影法とその勘どころについて解説し，まずは5枚組の口腔内規格写真（図A）を確実に撮影できるようになることを目標としています．

　規格性は，口腔内写真の価値を高めてくれます．そして，せっかく撮影するのであれば意味のある写真を撮影したいものです．

　規格性のある口腔内写真を記録し続けることは，自らの臨床力を高めるとともに，患者の口腔の健康獲得とその維持にとってきわめて重要です．本書が歯科医院の総合力向上に少しでも寄与できればと願っています．

　最後に，以前からカメラや写真撮影の基礎についてご教示いただいている株式会社ソニックテクノの戸谷圭一様，シェードテイキングに関してのアドバイスをいただいたハーモニーデンタルの長田聡先生，雑誌「ザ・クインテッセンス」連載時から本書上梓にいたるまで根気強く筆者の執筆にお付き合いいただいた，クインテッセンス出版編集部の田村源太様と江森かおり様に心よりお礼申し上げます．

　筆者が初めて口腔内写真を撮影したのは河原英雄先生の診療所でした．その河原先生に推薦の言葉を書いていただいたことは望外の喜びです．河原先生には，口腔内写真撮影のみならず，歯科臨床そして医療人としての心得まで教えていただきました．この場をお借りしてお礼申し上げます．ありがとうございました．

2018年2月
須呂剛士

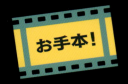
規格性のある5枚組の口腔内写真

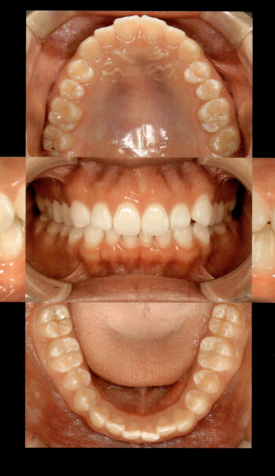

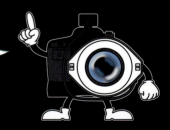

規格性のある口腔内写真を記録し続けることは，自らの臨床力を高めるとともに，患者の口腔の健康獲得とその維持にとってきわめて重要です

図A　5枚組の口腔内規格写真を確実に撮影できるようになることを目標にしましょう．

目　次

推薦の言葉 …………………………………………………………………… 3
はじめに ……………………………………………………………………… 4

Lesson 1　口腔内写真の規格性とは …………………………… 11

なぜ口腔内写真が必要か ………………………………………………… 12
規格撮影とは何か ………………………………………………………… 14
なぜ規格性が必要か ……………………………………………………… 14
Lesson 1 のまとめ ………………………………………………………… 19

Lesson 2　基本的な撮影用語 ………………………………………… 21

F 値（絞り値） ……………………………………………………………… 23
被写界深度 ………………………………………………………………… 25
ISO 感度 …………………………………………………………………… 26
シャッタースピード ……………………………………………………… 27
露出 ………………………………………………………………………… 28
ハレーション ……………………………………………………………… 29
ホワイトバランス ………………………………………………………… 31
撮影倍率 …………………………………………………………………… 31
TTL ………………………………………………………………………… 32
Lesson 2 のまとめ ………………………………………………………… 34

Lesson 3　カメラシステム ……………………………………………… 35

口腔内撮影に適した機材選び …………………………………………… 36
便利な初期設定済みの口腔内撮影用カメラシステム ………………… 36
フラッシュの種類 ………………………………………………………… 39

リングフラッシュとサイドフラッシュ，それぞれの特徴	39
フラッシュの電源は2選択	39
TTLモードとマニュアルモードの違い	40
Lesson 3のまとめ	40

Lesson 4　口角鈎の使い方とミラーに求められる条件 …… 41

筆者が使用している口角鈎	42
口角鈎の装着	42
口角鈎のかけ方のポイント	45
フックタイプの口角鈎の使い方	45
口腔内撮影用ミラーとは	46
口腔内撮影用ミラーの種類	46
口腔内撮影用ミラーに求められる条件	46
ミラーの取り扱い方	50
口腔内撮影用ミラーのくもりを防ぐ方法	51
なぜ撮影画像を反転させる必要があるのか	52
Lesson 4のまとめ	54

Lesson 5　撮影を始める前に …… 55

撮影者としての心構え	56
口腔内撮影はなぜ難しい？	56
口腔内撮影上達の近道	57
新人スタッフ撮影例から学ぶ	59
撮影時の良い姿勢・悪い姿勢	60
カメラの持ち方・構え方	60
手ブレを防ぐシャッター操作のコツ	61
口腔内規格撮影でのピントの合わせ方	62
ピント合わせとワーキングディスタンス	63
ピントの確かめ方	65
Lesson 5のまとめ	65

Lesson 6　部位別撮影編 ……………………………………… 67

❶ 正面観撮影法 ………………………………………… 68

正面観の撮影にあたって …………………………………68
正面観の撮影ポジション …………………………………68
正面観の撮影手順 …………………………………………68
正面観写真のチェックポイント …………………………72
正面観のよくある失敗例 …………………………………73
歯列や咬合に問題がある場合の対処法 …………………75
Lesson 6 - 1 のまとめ ……………………………………75

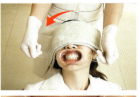
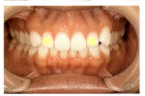

❷ 側方面観撮影法 ……………………………………… 76

側方面観の撮影にあたって ………………………………77
側方面観の撮影ポジション ………………………………77
側方面観の撮影手順 ………………………………………77
側方面観写真のチェックポイント ………………………77
側方面観のミラー撮影のコツ ……………………………79
側方面観のミラー撮影のまとめ …………………………81
側方面観のよくある失敗例 ………………………………81
撮影は1人でするか，補助つきか ………………………81
ミラーを使わない撮影法とは ……………………………85
Lesson 6 - 2 のまとめ ……………………………………87

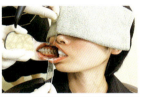
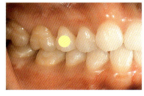

❸ 咬合面観撮影法 ……………………………………… 88

咬合面観の撮影にあたって ………………………………88
咬合面観の撮影ポジション ………………………………88
咬合面観の撮影手順 ………………………………………89
咬合面観写真のチェックポイント ………………………90
咬合面観のミラー撮影のコツ ……………………………90
咬合面観のミラー撮影のまとめ …………………………94
咬合面観のよくある失敗例 ………………………………94
Lesson 6 - 3 のまとめ ……………………………………97

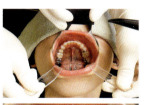
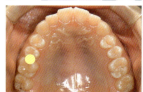

4 臼歯部口蓋側(舌側)面観撮影法 …………………98

臼歯部口蓋側(舌側)面観の撮影にあたって …………………………98
臼歯部口蓋側(舌側)面観で使用するミラーと口角鈎 ………………98
臼歯部口蓋側(舌側)面観の撮影ポジション …………………………99
臼歯部口蓋側(舌側)面観の撮影手順 …………………………………100
臼歯部口蓋側(舌側)面観写真のチェックポイント …………………100
臼歯部口蓋側(舌側)面観のミラー撮影のコツ ………………………102
臼歯部口蓋側(舌側)面観のミラー撮影のまとめ ……………………107
臼歯部口蓋側(舌側)面観のよくある失敗例 …………………………109
Lesson 6 - 4 のまとめ……………………………………………………109

5 前歯部口蓋側(舌側)面観撮影法 …………………110

前歯部口蓋側(舌側)面観の撮影にあたって …………………………110
前歯部口蓋側(舌側)面観で使用するミラーと口角鈎 ………………110
前歯部口蓋側(舌側)面観の撮影ポジション …………………………111
前歯部口蓋側(舌側)面観の撮影手順 …………………………………111
前歯部口蓋側(舌側)面観写真のチェックポイント …………………111
前歯部口蓋側(舌側)面観のミラー撮影のコツ ………………………114
前歯部口蓋側(舌側)面観のミラー撮影のまとめ ……………………116
前歯部口蓋側(舌側)面観のよくある失敗例 …………………………117
口蓋側(舌側)面観写真の並べ方 ………………………………………117
Lesson 6 - 5 のまとめ……………………………………………………121

Lesson 7　シェードテイキング …… 123

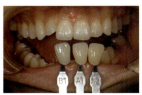
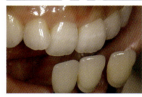
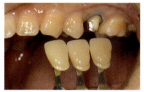

シェードガイドとは…………………………………………………124
ホワイトバランスが調整済みの口腔内撮影用カメラシステムが便利……124
色の三属性：色相・彩度・明度 …………………………………124
天然歯の色を構成する要素…………………………………………126
シェードテイキングで重要なのは明度……………………………127
色相（A〜D）選びは難しい？ ……………………………………127
歯の色は環境光によって大きく左右されやすい…………………127
歯の色を見ることと記録することは別物…………………………128
ホワイトバランスの重要性…………………………………………128
シェード写真における適正露出……………………………………130
適正露出の確かめ方…………………………………………………131
歯面の乾燥で変化するシェード……………………………………132
情報量の多いシェード組写真………………………………………133
臼歯のシェード写真の記録の仕方…………………………………135
好ましくないシェード写真とは……………………………………135
Lesson 7 のまとめ …………………………………………………138

アドバンス

レンズ選びに必要な知識〜センサーサイズと焦点距離について ………38
ピント合わせは必ず側切歯？〜ピントと被写界深度について …………71

コラム

口腔内撮影時にも"余韻"が重要！………………………………65
口腔内撮影は何人で行うのがよい？……………………………84
舌が撮影の妨げになる場合の対処法……………………………104

参考文献……………………………………………………………139
索引…………………………………………………………………141

Lesson

1

口腔内写真の規格性とは

　口腔内写真は，文字や数字では記録できない情報を保存できるので，診断や再評価には欠かせないものである．
　ただし，撮影された写真が常に一定の条件を保ち，規格性のあるものでなければ，診断・再評価をするうえでの資料として生かすことができない．
　口腔内写真における規格性とは，撮影倍率や構図，明るさなどを標準化して，常に同一条件で撮影することを意味し，それによってはじめて術前・術中・術後や経過観察時の写真を正確に比較することが可能となる．
　本項では，口腔内写真の必要性とその規格性について解説していく．

表1　臨床における口腔内写真の必要性

- ☑ 文字や数字では記録できない情報を保存できる
- ☑ 肉眼では気づきにくい問題点や変化がわかる
  - ・検査・診断・再評価の一助となる
  - ・口腔内を見る目を養える
- ☑ 経過や結果，予後を比較することで治療効果の確認・反省ができる
- ☑ 学会やスタディグループでのプレゼンテーションに利用できる
- ☑ 患者に，ご自身の口腔内を客観的に把握していただきやすい
  - ・術者と患者の共通理解
  - ・治療効果の確認
  - ・信頼関係の構築，治療への協力が得られやすい

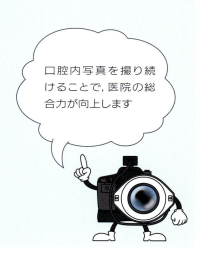

口腔内写真を撮り続けることで，医院の総合力が向上します

写真は言葉に勝る

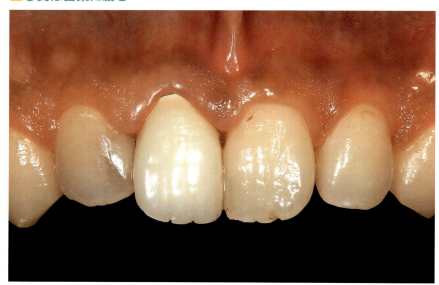

図1　歯・歯肉の色調や歯頸ラインの不正などの情報を文字だけで正確に他者に伝えるのは非常に難しいが，この一枚の写真があれば一目瞭然である[2].

なぜ口腔内写真が必要か

歯科臨床における口腔内写真の必要性を表1にまとめた．

口腔内写真撮影の最大のメリットは，文字や数字では記録できない情報を保存できることである．

たとえば，図1の写真から得られる情報を文字だけで正確に表現できるだろうか．歯・修復物や歯肉の色調，歯頸ラインの不正や歯肉の肥厚の具合などを文字だけで他者に伝えることは不可能に近いが，このたった一枚の写真があれば一目瞭然である[2].

また，口腔内写真は検査・診断・再評価の一助と

口腔内写真を臨床に活用しよう

■術前・術中・術後の比較がしやすい

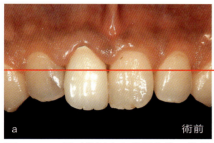 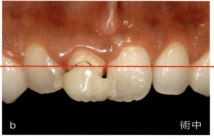 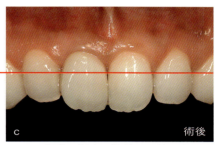

図2a〜c　矯正的挺出と歯周外科で歯頸ラインを揃えているが，ほぼ同一規格の写真なので，術前・術中・術後の比較が容易である[2].

■経過観察で写真を比較―小さな変化も見逃さない

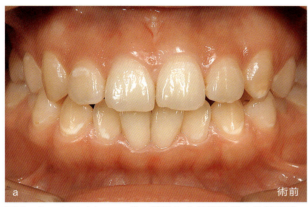 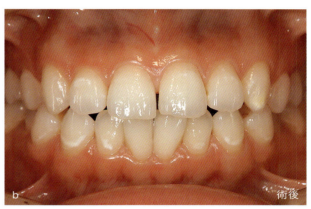

図3a, b　ホワイトニングの術前と2年経過後の比較写真．歯の色調の後戻りはないものの，下顎前歯による突き上げによる正中離開が観察できる．

なり，経過や結果，予後を比較することで治療効果の確認，反省を容易にする．

図2では，矯正的挺出と歯周外科により歯頸ラインを揃えているが，ほぼ同一規格で撮影しているので，術前・術中・術後の比較が容易である[2]．また，図3のケースは，ホワイトニングの術前と2年経過後の比較である．歯の色調の後戻りはないものの，下顎前歯の突き上げによる正中離開が認められ，この写真による記録があることで，口腔内の経時的な変化を知ることができる．ちなみに，ホームホワイトニングを行う場合，患者は術中も毎日歯を見ているので，術前の歯の色を忘れたり，どれくらい白くなっているかがわからなくなることも多い．した

がって，術前の記録は必須である（図4）．

さらに，患者自身に口腔内の状況や治療効果を写真で見てもらうことで，見えにくい口腔内を視覚的・客観的に把握してもらいやすくなり，結果として術者と患者の共通理解と信頼関係の構築につながると考えている．図5では，頬小帯の高位付着，付着歯肉幅の減少，さらに 6 5 間のオープンコンタクトが観察でき，患者はこの写真をみることで口腔内の問題点を視覚的に理解しやすくなる[3]．

また，学会やスタディグループでプレゼンテーションを行うにあたって，口腔内写真は資料として必須である．

■ ホームホワイトニングでは術前の記録は必須

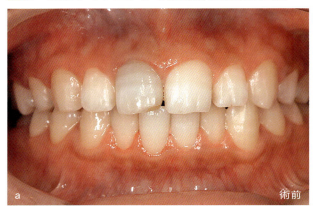
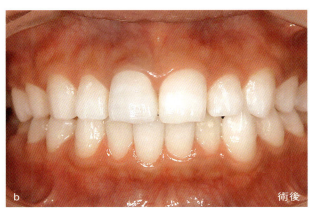

図4a, b　ホームホワイトニングでは，患者は術中も毎日歯を見ているので，術前の色や，どれくらい白くなっているかがわからなくなることも多い．したがって術前の記録は必須である．

■ 口腔内の問題点がひと目でわかる

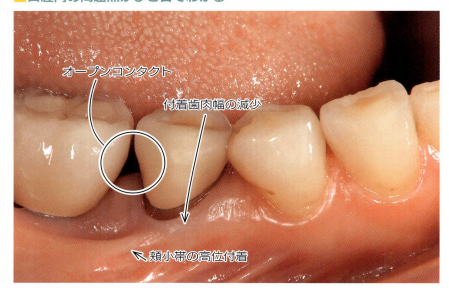

図5　頬小帯の付着異常や付着歯肉幅の減少，オープンコンタクトなど，患者に多くの言葉を費やすよりも，この一枚の写真を提示することで，視覚的に口腔内の問題を理解してもらうことができる（参考文献3より引用）．

規格撮影とは何か

　口腔内写真の規格性とは，撮影する倍率，撮影画像の明るさや色調などを標準化して，常に同一条件で撮影することである．さらに，画面構成が適切で，ピントがシャープかつ被写界深度が深く，eyesore（目障りなもの：口唇，口角鉤，ミラーの縁，唾液の泡など）が写り込んでいないことなどが求められる（表2）[4]．

なぜ規格性が必要か

　口腔内写真に規格性が必要とされる理由（表3）として，まずは術前・術中・術後や経過観察時において，それぞれの写真の正確な比較ができる点が挙げられる（図6）[5]．

Lesson 1 口腔内写真の規格性とは

表2 規格撮影とは[4]

規格撮影とは，撮影する倍率，撮影画像の明るさや色調を標準化して，常に同一条件で撮影すること

― 規格撮影のその他の条件 ―
- ☑ 画面構成が適切である
- ☑ ピントがシャープ
- ☑ 被写界深度が深い
- ☑ eyesore（目障りなもの）が写っていない

規格撮影とは何かを知らなければ，規格写真を撮ることはできません

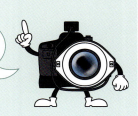

表3 なぜ規格性が必要か

01	02	03	04
術前・術中・術後や経過観察時において，正確な比較ができる（➡詳しくは図6〜8参照）	得ることができる情報量が多い（➡詳しくは図9,10参照）	伝えたい情報をより正確に伝えることができる（患者への説明，発表などで）	院内で統一していれば，撮影者が変わっても同一規格

■ 規格性のある写真とは

術前術後とも正中と咬合平面の位置づけが一致している

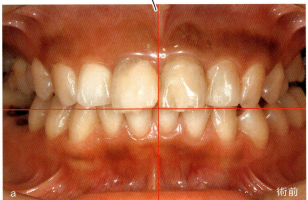
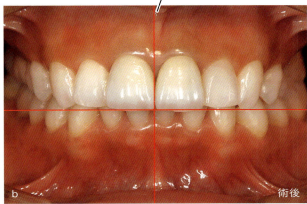

図6a, b 規格性をもたせた同一患者の術前術後の正面観．同一倍率で，画面構成や明るさなどがほぼ一致しており，歯や歯肉の色調，咬合の変化などが比較しやすい（参考文献5より引用）．

成功例・失敗例で学ぶ　規格性のある口腔内写真撮影講座

規格性のない写真は正確な比較ができない

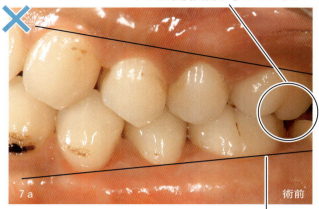
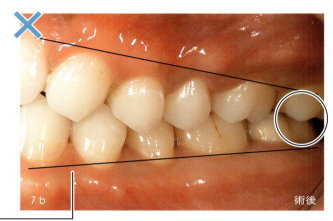

ここがBAD！

図7a, bは撮影倍率が異なり，さらに図7aは画面構成が悪く，最後臼歯が写っていないため，両者を正確に比較できない．

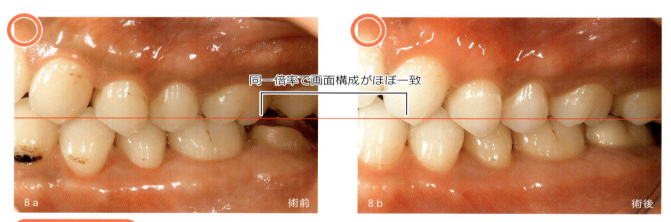

ここがGOOD！

図8a, bは規格性があるために，術前・術後の比較が容易である．

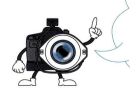

複数の写真を比較する場合，倍率を合わせることは必須で，さもないと正確な比較ができません．図8a, bのように倍率や画面構成が一致している写真どうしであれば，両者の比較は容易です

図7と図8は左側方面観の術前術後の比較である（図7bと図8bは同一写真）．術前の図7aと術後の図7bでは撮影倍率が異なり，図7aの画面構成が悪く最後臼歯が写っていないため，両者を正確に比較することができない．

一方，図8a, bは同一の撮影倍率で，画面構成も

Lesson 1　口腔内写真の規格性とは

規格性のある写真からは得られる情報量が多い

■右側方面観（ミラー使用）での例（図9）

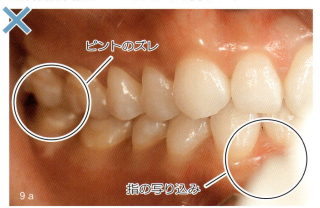
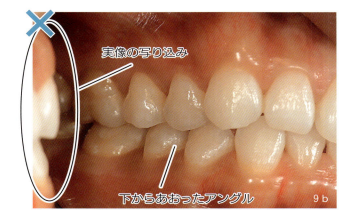

ここがBAD！

図9aはミラーと歯列の角度が悪いため，側方歯列を前方から撮影している．また大臼歯部にピントが合っておらず，ミラーを持つ指も写り込んでいる．図9bは実像の一部が写り込み，画面構成が悪いために最後臼歯が写っていない．また，下からあおったアングルになっているが，それだけでも写真から必要な情報が失われているといえる．

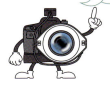

写真に規格性がないと，一枚の写真から得られる情報量が少なくなり，写真の価値が減じてしまいます

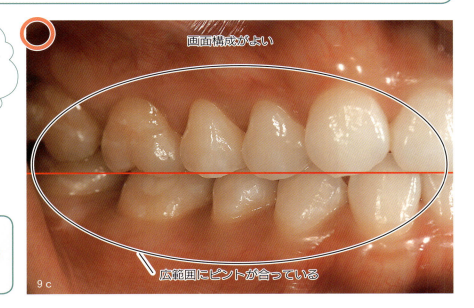

ここがGOOD！

図9cは画面構成よく被写体が位置づけられ，広い範囲でピントが合っている．

ほぼ同じため，両者を比較することが容易である．

図9は同一患者の右側方面観（ミラー使用）であるが，図9aではミラーと歯列の角度が悪いため，側方歯列を前方から撮影してしまっている．また，大臼歯部にピントが合っていないため，臼歯の咬合状態がわかりにくい．さらに，ミラーを持つ指が写り込んでしまっている．図9bは実像（被写体である実際の歯と歯肉）の一部が写り込み，画面構成が悪いために最後臼歯が写っておらず，下からあおったアングルになっている．つまり，これらの写真は一枚のなかに含まれている情報量が少ないわけで，なるべく図9cのように写真のなかに画面構成よく被写体

■ 上顎咬合面観での例（図10）

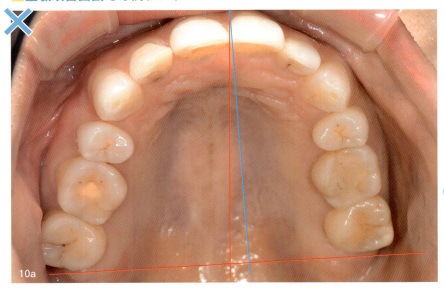

ここがBAD！
図10aでは咬合面を斜めから撮影しているため，左右犬歯の位置と角度，歯列アーチの対称性を確認することができない[6]．

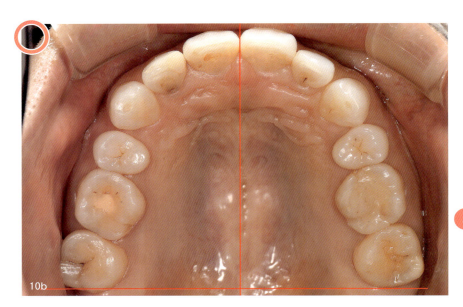

ここがGOOD！
図10bは咬合面を真上から撮影しているので必要な情報を記録することができている．

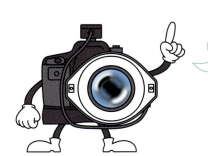

上顎咬合面観を撮影する際は，正中と画像中央を一致するようにしましょう

を位置づけ，広い範囲でピントが合うようにし，余計なものが写り込まないようにすべきである．

　図10は同一患者の上顎咬合面観である．咬合面観では歯列アーチの対称性と，左右犬歯の位置や角度を確認したいが[6]，図10aでは咬合面を斜めから写しており，正確な情報が記録できていない．

　一方，図10bはほぼ真上から撮影できているので，歯列アーチと左右犬歯位置の対称性が確認できる．

　また，規格性のある写真は，そこから得られる情報量が多く，患者への説明や学会などでの発表時に伝えたい情報をより正確に伝えることができる．

　さらに，院内で撮影の規格を統一していれば，撮影者が変わっても同一規格の写真が得られるので，古い資料と最新の資料を比較することが可能となる．

Lesson 1のまとめ

　口腔内写真の必要性とその規格性について述べた．どれだけ多くの言葉を費やすよりも，たった一枚の写真によって，より多くの情報を記録し，伝えることができる．そして規格性は，その写真の価値を高めてくれる．せっかく撮影するのであれば，意味のある写真を撮りたいものである．

Lesson 2
基本的な撮影用語

　日常生活の写真撮影で一般に利用されているオートモードでは，カメラがその場の条件に合わせて各種設定を自動で行ってくれるので，構図を決めてシャッターボタンを押すだけである程度の写真を撮影することができる．

　しかし，口腔内の規格撮影では，状況によってカメラが自動で補正をしてしまうことが邪魔になることもある．そのような時に，カメラやレンズの仕組み・各機能の役割を知り，それらの相関関係を理解し，必要に応じて各設定を調整できれば，より質の高い規格写真が得られやすい．また，撮影した写真に問題があった場合，どのように修正して撮影すれば規格性のある写真になるかがわかるようになる．

　本項では，写真撮影に必要な基本的な撮影用語を整理したい．

成功例・失敗例で学ぶ　規格性のある口腔内写真撮影講座

押さえておきたい撮影用語一覧

✅ F値（絞り値）	F値とは，絞りの開き具合を数値化したもの	
✅ 被写界深度	ピントを合わせた位置に対して，その前後のピントが合っているように見える範囲のこと	
✅ ISO感度	デジタルカメラが光をとらえる能力を表す値のこと	
✅ シャッタースピード	シャッターが開いている時間のこと	
✅ 露出	イメージセンサーに光を当てること，または写真を撮るときに取り込まれる光の量のこと	
✅ ホワイトバランス	光源や環境によって変わる色味を調整して，白いものを白に近い色に仕上げる機能のこと	
✅ 撮影倍率	実際の被写体の大きさとイメージセンサー上に写された像の大きさとの比率のこと	
✅ TTL	フラッシュが光量を自動で調整して画像の明るさを揃えようとする働きのこと	

一眼レフデジタルカメラの構造

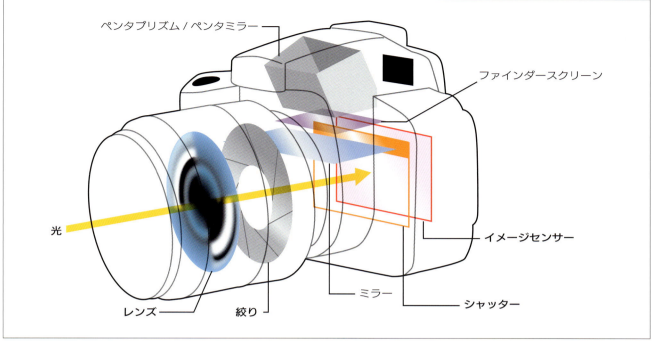

図1　デジタルカメラでは，レンズを通った光がフィルムの役割をするイメージセンサーに当たり，その光が電気信号に変わることで画像を得る．レンズのなかには絞り羽根があり，この絞り穴の大きさを変えることで通り抜ける光量を調整する．

F値とレンズを通る光量の関係

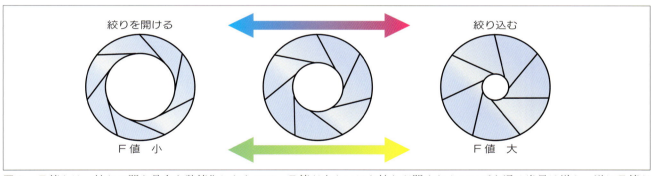

図2　F値とは，絞りの開き具合を数値化したもので，F値が小さいほど絞りが開くためレンズを通る光量は増え，逆にF値が大きくなるほど絞り込まれて光量は減少する．

F値（絞り値）

デジタルカメラでは，レンズを通った光がイメージセンサー（フィルムの役割）に当たり，その光が電気信号に変わることで画像を得る（図1）．レンズのなかには通り抜ける光量を調整する絞り羽根（絞り）があり，この絞り穴を大きくすることを「絞りを開ける」，逆に小さくすることを「絞り込む」と表現し，絞りを開ければレンズを通る光量が多くなるので，イメージセンサーに光がたくさん当たり，絞り込めばレンズを通る光量が減る（図2）．

F値（絞り値）とは，この絞りの開き具合を数値化したもので，F値が小さいほど絞りが開き，F値が大きくなると，絞り込まれた状態となる．

F値の変化と画像の明るさ

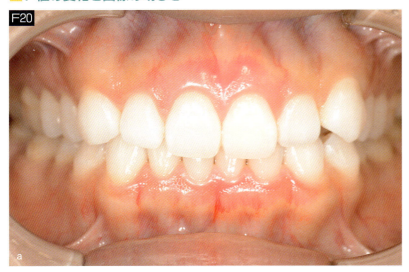

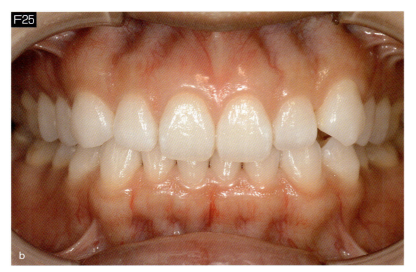

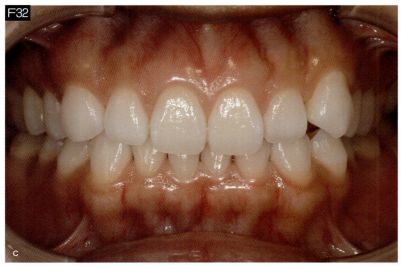

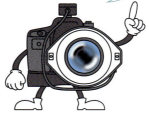

F値とは，絞りの開き具合を数値化したもので，他の条件が一定なら，F値が小さいほど明るい写真となり，F値が大きくなるにつれ暗い写真となります

図3 a～c　フラッシュのTTLモード（後述）を用いずに，マニュアル撮影でフラッシュ光量やシャッタースピードなどの設定を一定にした条件下では，F値が小さいほど明るい写真となり，F値が大きくなるにつれ，暗い写真となる．

Lesson 2　基本的な撮影用語

■ F値の変化と被写界深度　　　　　　　　　　　　　　　　　■ ピントが合っている範囲

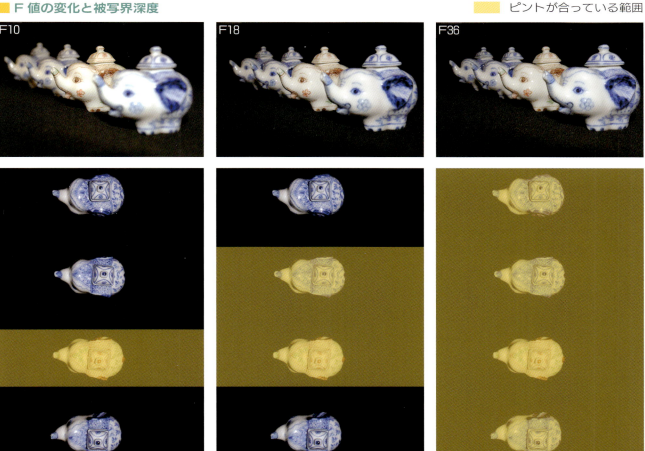

図4　F値が小さいほど被写界深度は浅くなり（ピントの合っている範囲が狭くなり），F値が大きくなるにつれて被写界深度は深くなる（ピントの合っている範囲が広くなる）．

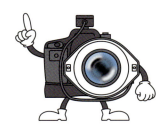

F値を変えると被写界深度が変わるということは，とても重要なポイントです

図3は実際の口腔内写真であるが，TTLモード（後述）を用いずに，マニュアル撮影でフラッシュ光量やシャッタースピードなどの設定を一定にした条件下では，F値が小さいほど明るい写真となり，F値が大きくなるにつれ，暗い写真となっているのがわかる．また，絞り値を変えると被写界深度（後述）が変化する．

被写界深度

ピントを合わせた位置に対して，その前後のピントが合っているように見える範囲を被写界深度という．図4でわかるように，F値（絞り値）を変えると被写界深度が変わるのがポイントで，F値が小さいほど被写界深度は浅くなり（ピントの合っている範囲

■ F値の変化と被写界深度—実際の口腔内では

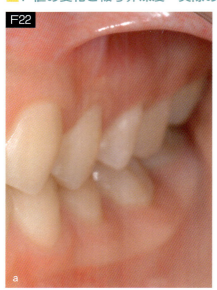
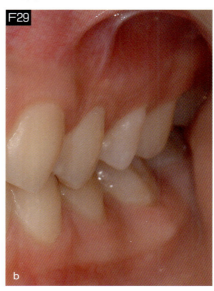

図5 a, b　口腔内でも当然，F値を変えると被写界深度が変わる．前歯にピントを合わせて撮影した正面観の写真では，F値が大きいほど臼歯部までピントが合いやすくなる．

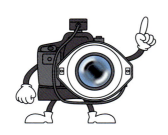

口腔内写真では画面の隅々までピントが合っていることが理想なので，撮影ではある程度F値を絞り込む必要があります

が狭くなる），F値が大きくなると被写界深度は深くなる（ピントの合っている範囲が広くなる）[1]．

図5は，前歯にピントを合わせて撮影した正面観写真の臼歯部を拡大したもので，F22では臼歯部のピントがボケているのに対し，F29ではピントが合っているのがわかる．口腔内写真では画面の隅々までピントが合っていることが理想なので，撮影ではある程度絞り込む必要がある．

ISO感度

デジタルカメラの場合，ISO感度とはカメラが光をとらえる能力を表す値のことである．

簡単に言えば，イメージセンサーがどれだけ光に対して敏感に反応するかを表している．

先述のように，デジタルカメラでは取り込んだ光をイメージセンサーで電気信号に変えて画像を得るが，ISO感度を上げると電気信号を増幅でき，この数値を倍にすると電気信号が倍になるため，イメージセンサーに当たる光量が半分でも適切な明るさ（適正露出）が得られる．また，同じF値であれば，2倍速いシャッタースピードで撮影可能となり，手ブレや被写体ブレを防ぐことができる．ただし，電気信号の増幅とともにノイズも増幅されるため，ノイズやザラつきが目立つようになるので，注意が必要である．

■ シャッタースピードとはシャッターが開いている時間

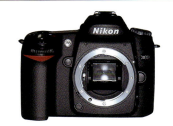 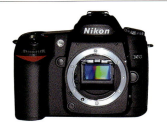

図6 シャッタースピードが「1/125秒」とは，1/125秒間だけシャッターが開いているということ．マニュアル撮影で他の条件（フラッシュ光量や絞り値，ISO感度など）が同じであれば，シャッタースピードが速いとイメージセンサーに当たる光量が少なくなるので暗い写真となる．逆にシャッタースピードが遅いと明るい写真になるが手ブレの原因となる（ソニックテクノのご厚意により画像提供）．

シャッター幕が閉じている状態．光がイメージセンサーに届いていない．

シャッター幕が開いている状態．カラフルに輝くのがイメージセンサー．

■ こんな写真が撮れても慌てない

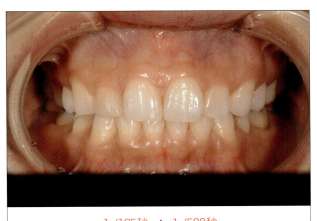

1/125秒 ➡ 1/500秒

図7 この写真はシャッタースピードを1/125秒から1/500秒に速めて撮影したもので，フラッシュとシャッタースピードが同調していないとこのような写真になってしまうが，決してカメラが故障したわけではない．このような写真が撮れてしまっても，慌てずにシャッタースピードを確認し，初期値に戻せばよい．

通常，口腔内撮影では，ISO感度100〜200で撮影されることが多い（筆者はISO感度100で撮影）．

シャッタースピード

シャッタースピードとは，シャッターが開いている時間のことで，「1/125秒」とは，1/125秒間だけシャッターが開いていることを意味しており，シャッターが開いている時間が長いほどイメージセンサーにあたる光量が増える（図6）．シャッタースピードが遅いと手ブレの原因となり，マニュアル撮影で他の条件が同じであれば，シャッタースピードが速すぎると暗い写真になってしまう．

市販の口腔内撮影用カメラシステムではシャッタースピードを固定し（1/125秒前後），これを変更することは通常ない[2, 4]．

しかし，図7のような写真が撮れたときはシャッタースピードの確認が必要である．この写真はシャッタースピードを1/125秒から1/500秒に速めて撮影したもので，フラッシュとシャッタースピードが同調しないために起こる現象である．カメラを持ち運ぶ時にダイアルに触れてしまったり，F値とシャッタースピードのダイアルを間違って操作してしまうことでこのような写真になることがあり，決してカメラが故障したわけではないので，慌てずにシャッタースピードを確認し，初期値に戻せばよい[1, 3]．

■シャッタースピードと絞りと露出の関係

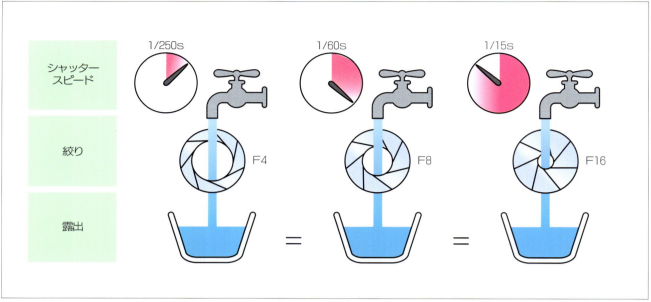

図8　絞りとシャッタースピードはどちらもカメラに取り込まれる光量を調整する機能で，絞りを開けてシャッタースピードを速くしても，絞り込んでシャッタースピードを遅くしても，適切な組み合わせを選べば適正露出の写真が得られる．

■ハレーション

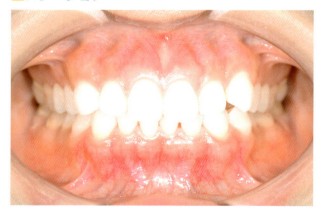

図9　イメージセンサーに当たる光量が強すぎて，明るすぎる写真になっている．このようなハレーションは，フラッシュ光量が強すぎたり，絞り値やISO感度の設定を間違うと起こってしまう．

露出

　露出とは，イメージセンサーに光を当てること，または写真を撮るときに取り込まれる光量を指す．露出はF値，シャッタースピード，ISO感度，さらに口腔内撮影ではフラッシュを用いるのでフラッシュ光量の相互関係で決定される．

　図8は，露出とシャッタースピード・絞りの関係を表しているが，絞りを開けてシャッタースピードを速くしても，絞りを絞り込んでシャッタースピードを遅くしても，適切な組み合わせを選べば，適正露出の写真を得ることができる．これにISO感度とフラッシュ光量が関係してくるわけだが，筆者は，シャッタースピード，ISO感度，フラッシュ光量

Lesson 2 基本的な撮影用語

■ シェードテイキングとハレーション

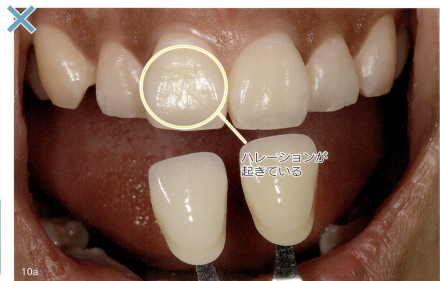

ここが BAD！
シェードテイキング時にハレーションを起こすと，歯面の白飛びしたところの色情報を確認することができない．

ハレーションが起きている

10a

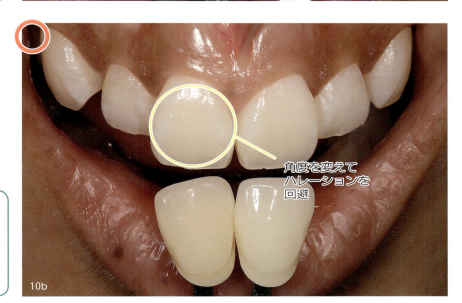

ここが GOOD！
撮影する角度をわずかに変えるとハレーションを回避でき，歯の色調を正確に記録できるようになる（詳しくは Lesson 7 を参照）．

角度を変えてハレーションを回避

10b

を固定して（TTL モードを用いずに），F 値を変えることで適正露出を得るようにしている．

ハレーション

光量が強すぎて，撮影画像が白っぽくなってしまうこと．フラッシュの光量が強かったり，F 値や ISO 感度の設定を間違うと起こってしまう（図9）．

また，規格撮影とは異なるが，シェードテイキング時にハレーションを起こしてしまうと，撮影した写真からは歯面の白飛びを起こした部分の色情報を確認することができない（図10a）．撮影する角度をわずかに変えることでハレーションを回避でき，歯面の色調を正確に記録することができるようになる（図10b）[4]（詳しくは Lesson 7 を参照）．

成功例・失敗例で学ぶ　規格性のある口腔内写真撮影講座

■ホワイトバランスを変えて撮影してみると…

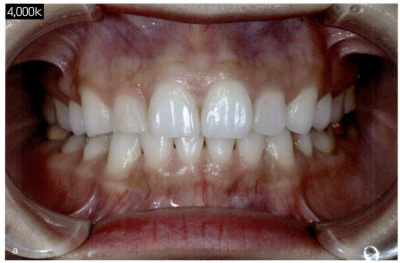

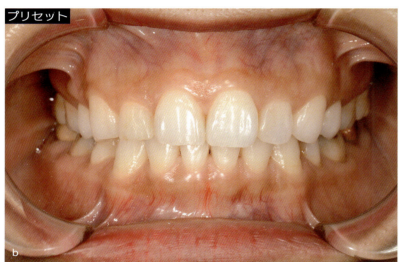

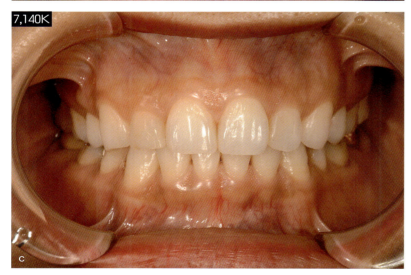

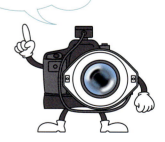

口腔内写真は歯や歯肉の微妙な色調を正確に記録する必要があるので，ホワイトバランスの設定はとても重要です

図11a～c　ホワイトバランスを変えて撮影すると，これだけ色味が変わってしまう．口腔内写真は歯や歯肉の微妙な色調を正確に記録する必要があるので，この設定はとても重要である．ちなみにプリセットとは，実際に使用するカメラとフラッシュを用いてホワイトバランスの設定がなされている状態のこと．

■ グレーカード

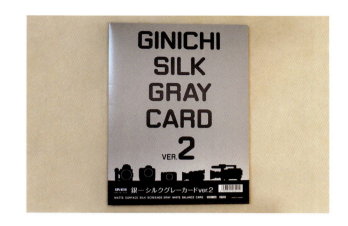

図12 ホワイトバランスを自分で設定するときには，実際に使用するカメラとフラッシュを用いて，無光沢・無彩色のグレーカード（銀一シルクグレーカード ver. 2）などを撮影してカスタムホワイトバランスを取得する方法が簡便である．

ホワイトバランス

　太陽光や電球，蛍光灯など，光の種類が異なると，同一の被写体を撮影しても違った色味に仕上がってしまう．光源や環境によって変わる色味を調整して，白いものを白に近い色に仕上げる機能をホワイトバランスという．口腔内撮影では，歯や歯肉の微妙な色調を，実際に目で見たままの色で写真に再現する必要があり，このホワイトバランスはとても重要である．図11はホワイトバランスの設定のみを変えて撮影した画像の比較である．

　口腔内撮影用に初期設定がなされているカメラシステムを利用する場合は問題ないが，ホワイトバランスを自分で設定する場合，実際に使用するカメラとフラッシュで無光沢・無彩色のグレーカード（銀一シルクグレーカード ver. 2：図12）と呼ばれるものを撮影してカスタムホワイトバランスを取得する方法が簡便で，比較的正確である．

　いずれにしても口腔内のマクロ撮影では，ワーキングディスタンス（レンズ先端から被写体までの距離）が短く，フラッシュを用いるため，環境光の影響はほぼないと考えてよいので，一度設定してしまえばホワイトバランスを変更することは通常ない．

　ちなみに，口腔内撮影用カメラで顔貌などを撮影するときは，ワーキングディスタンスが長くなり，口腔内撮影用フラッシュの光が届かないので，ホワイトバランスの設定を変える必要がある．

　なお，写真の色味はカメラのメーカーによって異なり，同一メーカーでも機種によってわずかに変わるので，カメラ選びの時点で確認する必要がある．また，口腔内撮影システムを買い替えるときも注意が必要で，変更前後の写真の色味を近づける調整をしなければならないことがある．

撮影倍率

　実際の被写体の大きさとイメージセンサー上に写された像の大きさとの比率のことで，1cmの被写体がイメージセンサー上に1cmで写った場合を等倍（1倍）と呼び，1：1，1.0×などと表記する．1cmの被写体が半分の0.5cmで写った場合は1/2倍（0.5倍）と呼び，1：2，0.5×などと表記する．

　口腔内撮影で使用するマクロレンズは高い撮影倍率で撮影できるレンズのことで，撮影倍率が高いほど被写体を大きく写すことができる．市販の口腔内撮影用システムのなかには，レンズの倍率を固定（クリックストップ式）できるものがあり，レンズのリングに記された倍率に合わせればその倍率で撮影でき

■レンズの倍率を固定できるクリックストップ式は便利

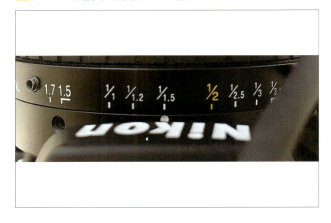

図13　規格撮影では，撮影部位によって倍率を決めておくことは必須である．レンズの倍率を固定できるクリックストップ式のカメラシステムであれば，レンズのリングに記された倍率に合わせれば，その倍率で撮影できるので，非常に便利である．

るので便利である（図13）[2,3]．

規格撮影では，歯列正面なら1/2倍など，撮影部位によってこの撮影倍率を決めておく必要がある．同一部位を違う倍率で撮影してしまうと，被写体の大きさが異なって写ってしまうため，たとえば，術前術後を見比べるときなど，正確な比較ができなくなってしまうからである．

ただ，どの部位をどの倍率で撮影しないといけないという決まりはないので，医院で，あるいは所属するスタディグループなどで統一すればよい．

筆者は以前，5枚組の規格写真は図14aの倍率で撮影していたが，現在では図14bの倍率の組写真でプレゼンテーションを行うことが多い．その場合でも，正面観や側方面観は複数の倍率で（正面観であれば1/2倍だけでなく1/1.5倍，1/1.2倍も）撮影しておき，必要に応じて以前の写真と比較できるようにしている．

TTL

TTL（Through The Lens）とは，フラッシュが光量を自動で調整して画像の明るさを揃えようとする働きである．

このTTLモードを口腔内のマクロ撮影で用いると，画像の明るさにバラツキが出ることがあり（写真のなかの歯の白色の面積が大きいと反射光が増えるので明るくなると判断して発光量を減らし，結果として暗い画像になるなど），ミラーを使った撮影でそれが顕著に起こりやすい．なぜなら，ミラーへの環境光（蛍光灯やダウンライト，無影灯の光など）の写り込み方などで，フラッシュの発光量が毎回変わってしまうからである．そして，それをカメラ本体の絞りやISO感度などで調整することができないので（それらの設定を変えても，フラッシュ発光量がさらに変わってしまうので），撮影後にパソコン上で明るさの調整が必要になってくる．

現在ではTTLや，TTLとは別のカメラ本体にある自動露出システム（AUTOモードなど）の精度も上がっているが，上記のような問題を完全に解決できていないと思われる．

したがって，口腔内撮影ではフラッシュの発光量を一定にして，絞りなどで画像の明るさを調整したほうが簡便であると考えている．そのような意図でTTLモードを採用していない口腔内撮影用カメラシステムもあるが，TTLモードで撮影している場合でも，ミラーを使用しての撮影時などで画像の明るさにバラツキが出る場合にはマニュアル発光に切り替えるなどの工夫したほうがよいかもしれない．

Lesson 2　基本的な撮影用語

■ 5枚組規格写真の撮影倍率の例

図14a
図14b

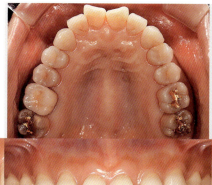
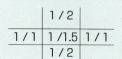
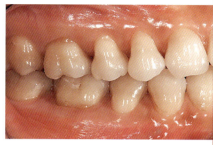
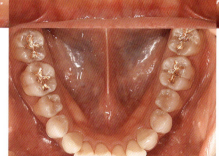

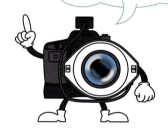

同一部位を複数の倍率で撮影しておけば，必要に応じて以前の写真と比較できます

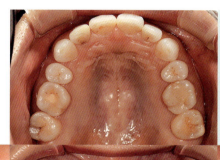
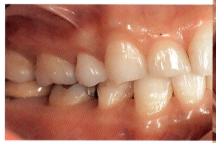
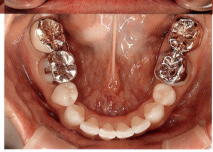

図14a, b　どの部位をどの倍率で撮影しないといけないという決まりはないので，医院で，あるいは所属するスタディグループなどで統一すればよい．筆者はいちど，5枚組の規格写真の撮影倍率を変えているが，以前の写真と比較できるように同一部位を複数の倍率で撮影するようにしている（aは参考文献5より引用）．

Lesson 2 のまとめ

本項では，写真撮影に関する基本的な用語について解説した．すでに初期設定のなされているカメラシステムを使用する場合には，これらの用語を知らなくてもさほど問題はないが，知っていれば，より質の高い規格撮影が可能であると思う．

Lesson 3
カメラシステム

　口腔内を撮影するためには，デジタルカメラとマクロレンズ，マクロ撮影用のフラッシュが必要である．

　現在，数社から口腔内撮影用にカスタマイズされたカメラシステムが販売されており，それらを購入すれば，難しい知識を必要とせず，手元に届いたらすぐに使い始めることができるので簡便である．

　しかし，カメラやマクロレンズについての基礎知識は，個人でゼロからカメラシステムを構築するときに必要なだけでなく，自分に適した市販のカメラシステムを選ぶ際の判断基準となりうる．

　本項では，口腔内マクロ撮影に必要な機材についての基本的な知識を解説していく．

■ 焦点距離とワーキングディスタンス（その１）

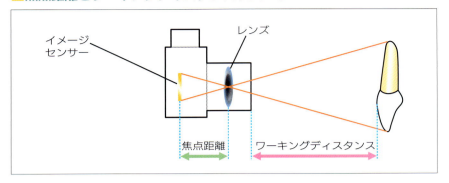

図1　ピントが合った時の，レンズからイメージセンサーまでの距離を焦点距離，レンズ先端から被写体までの距離をワーキングディスタンスと呼ぶ．

口腔内撮影に適した機材選び

　口腔内を撮影するためには，デジタルカメラとマクロレンズ，マクロ撮影用フラッシュが必要である．カメラは細かなマニュアル設定ができ，適切なマクロレンズが使え，マクロ撮影用フラッシュの装着可能な一眼レフが望ましい．また，一眼レフカメラは画質や色調がよく，コンパクトカメラと違って高性能レンズを使えるので，収差と呼ばれる画像の歪みが出にくいのも利点である．なお，デジタルカメラはメーカーや，同一メーカーでも機種によって写真の色味がかなり異なるので，自分の好みにあった色味かどうかも機種選びのポイントとなる．

　レンズは最大撮影倍率が等倍で，適切な焦点距離のものを選ぶ．焦点距離とは，ピントが合った時のレンズからイメージセンサーまでの距離のことで（図1），口腔内撮影には焦点距離が60〜100mmのマクロレンズが使いやすいと考えている（詳しくは38ページ，〔アドバンス編〕参照）．

　レンズ先端から被写体までの距離をワーキングディスタンスと呼ぶが（図1），マクロ撮影ではこのワーキングディスタンスが重要となる．同一被写体を同一倍率で撮影する場合，焦点距離が短いレンズはワーキングディスタンスも短く（被写体に近づいて撮影），焦点距離が長いレンズではワーキングディスタンスも長くなる（図2）．ワーキングディスタンスが短すぎると，レンズやフラッシュが口唇や撮影用ミラーにぶつかってしまうし，ワーキングディスタンスが長すぎると，片手でカメラを構え，もう一方の手で撮影用ミラーを扱う撮影時に，手が伸びてしまって撮影しづらくなってしまう．

　ちなみに，レンズの焦点距離が短いと被写界深度が深くなり，遠近感（近くのものは大きく，遠くのものは小さく見えること）も強調され，逆に焦点距離が長くなると被写界深度は浅くなり，遠近感も薄まる．

便利な初期設定済みの口腔内撮影用カメラシステム

　カメラやレンズ，写真撮影の世界は奥が深く，撮影したい被写体を"正確に"撮影することはたいへん難しい．上述のカメラやレンズ，フラッシュの選択から，Lesson 2で解説したさまざまな項目をマニュアルで設定し，オリジナルのカメラシステムをカスタマイズするには多くの知識と技術と経験を要する．カメラが趣味であれば問題ないが，多くの読者にとってはハードルが高いに違いない．幸いなことに，口腔内撮影用に初期設定のなされたカメラ・レンズ・フラッシュのシステムが数社から販売されており，それを利用すれば，細かな設定をする必要もなく，すぐに撮影にとりかかることができる．もちろん，各カメラシステムには特徴があり，自分が使いやすいと思うものを慎重に選ばなければならない．図3は筆者が使用しているカメラシステムである．

Lesson 3　カメラシステム

■焦点距離とワーキングディスタンス（その2）

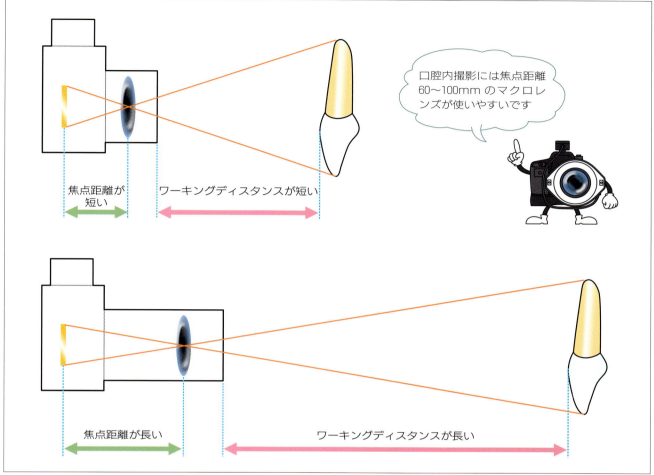

図2　同一被写体を同一倍率で撮影する場合，焦点距離が短いレンズはワーキングディスタンスも短く，被写体に近づいて撮影することになるため，レンズやフラッシュが口唇などに当たる可能性がある．逆に焦点距離の長いレンズはワーキングディスタンスも長くなるため，撮影者がミラーをもって撮影する場合には手が伸びてしまって撮影しづらくなることがある．

■便利な初期設定済みのカメラシステム

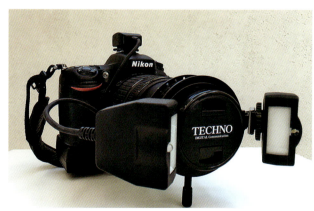

図3　初期設定のなされた口腔内撮影用カメラシステムを利用すれば，細かな設定の必要がなく，すぐに撮影に取りかかれる．筆者が使用しているのは，サイドwフラッシュシステム（ソニックテクノ）．

アドバンス編
レンズ選びに必要な知識〜センサーサイズと焦点距離について

　ここではアドバンス編として，カメラやレンズを購入して自分でシステムを構築してみようと思う方に，レンズ選びに必要な知識をまとめた．

- 多くのデジタル一眼レフカメラに採用されているイメージセンサーの大きさには，フルサイズとAPS-Cサイズがある．
- デジタル以前のフィルムカメラでは35mmフィルムを使用していたが，それとほぼ同じ大きさのセンサーサイズ（24×36mm）をフルサイズと呼ぶ．
- APS-Cサイズはフルサイズよりも小さい規格で，各メーカー，各機種により若干の大きさの違いがある．
- フルサイズはAPS-Cに比べ，約1.5倍（キヤノンは1.6倍）のセンサーサイズに相当する．
- 同じレンズで同じ被写体を撮影する場合，カメラのセンサーサイズが異なると写る範囲（画角という）が変わる（図A）．言い換えると，ワーキングディスタンスが変わるわけである（図B, C）．
- レンズの名称には通常，焦点距離が示されている．たとえば，「AF-S Micro NIKKOR 60mm f/2.8 G ED（ニコン）」というレンズでは，60mmというのが焦点距離を表し，これはセンサーがフルサイズのカメラに装着した時の焦点距離を表す．
- 間違いやすいのは，APS-C専用レンズをAPS-Cカメラに装着しても，レンズに記載された焦点距離にはならないことで，たとえば焦点距離が50mmのAPS-C専用レンズをAPS-Cカメラに装着した場合，焦点距離は　50mm×1.5＝約75mmとなる（キヤノンだと×1.6）．
- すべての焦点距離は35mmフィルムが基準になっており，35mmフルサイズカメラに装着した場合という意味で，「35mm換算」という言葉を使う．「このレンズは35mm換算で焦点距離が〜mm」，「APS-C50mmのレンズはAPS-Cカメラに装着すると35mm換算で75mmと同じ画角になる」などと表現する．
- 前述の「口腔内マクロ撮影には焦点距離が60〜100mmのマクロレンズが適している」という表現は，フルサイズカメラに装着した場合の焦点距離のことであって，APS-Cカメラに60〜100mmのレンズをつけると，焦点距離は90〜150mmになるので注意が必要である．

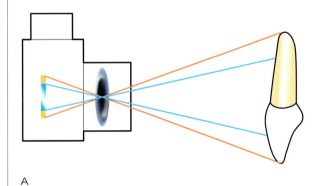

A

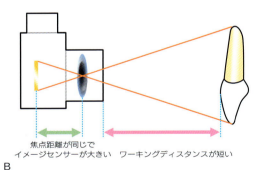

B

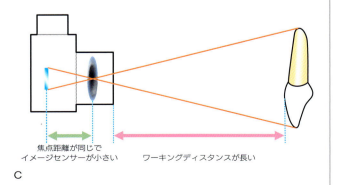

C

図A　同じレンズで同じ被写体を撮影する場合，カメラのセンサーサイズが異なると写る範囲（画角）が変わる．
図B, C　同じレンズで同じ被写体を撮影する場合，センサーサイズが異なるとワーキングディスタンスが変わるとも言える．

■ フラッシュの種類は2種類

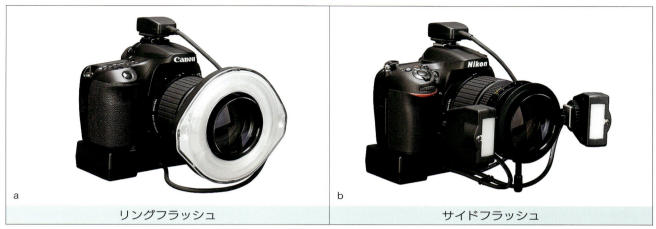

図4 a, b　口腔内マクロ撮影用フラッシュにはリングフラッシュとサイドフラッシュがある．それぞれに特徴があるので，撮影目的などで選べばよい．ちなみに筆者は，正面反射を抑え，歯の色調や表面性状の再現性にすぐれたサイドフラッシュを使用している（ソニックテクノのご厚意により画像提供）[1]．

フラッシュの種類

デジタルカメラには通常，内蔵フラッシュが装備されているが，口腔内を撮影するためには外付けフラッシュが必要である．

外付けフラッシュには発光部がリング状のリングフラッシュ（図4 a）と，発光部が左右に分かれたサイドフラッシュ（ツインフラッシュ）があり（図4 b），撮影目的や好みで選択すればよい[1]．

リングフラッシュとサイドフラッシュ，それぞれの特徴

リングフラッシュは，レンズの光軸とフラッシュの光軸を近づけることができるので，被写体に対して均質な光を照射でき，たとえば正面観の撮影では臼歯部まで光が届きやすく，影ができにくいという利点をもつ．ただ，被写体に正面から光が当たるため，白飛び（ハレーション）を起こす傾向がある．

一方，サイドフラッシュは，左右のサイドから光を被写体に当てるため，正面反射を抑えることができ，歯の色調や表面性状の再現性にすぐれている．適度な影の効果で被写体を立体的に撮影することができるのも利点である．ただ，正面観の写真では，患者の状況（口角鈎の引きやすさなど）によって，リングフラッシュに比べると臼歯部に光が届きにくくなるために影ができやすくなる．また，フラッシュの角度調節や影のコントロールには慣れが必要である[1〜4]．

フラッシュの電源は2選択

フラッシュの電源は，乾電池式とACアダプター式がある．

乾電池式はコードレスなので持ち運びや撮影時にコードを気にしなくてよいが，消耗による交換や充電の手間がかかるとともに，使用していると電圧が低下してチャージ速度が遅くなる．

一方，ACアダプター式では電圧低下によるチャージ速度の低下を抑えることができ，安定した撮影ができる．デジタルカメラは光に敏感で，フラッシュ発光量のわずかな変化が画像の明るさに影響を

■ フラッシュ電源はチャージ完了を待つ

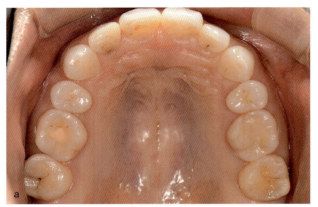 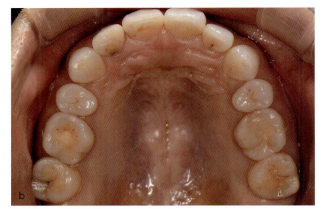

図5a, b　a, bともに設定は同一であるが, bはフラッシュのチャージが完了する前にシャッターを切ってしまったため, aと比べると, 暗い写真になっている.

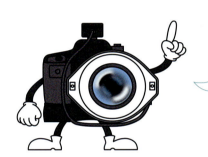

フラッシュ電源のチャージが確実に完了してからシャッターを切りましょう

与えてしまうため, いずれの電源を使うにせよ, 確実にチャージが完了してからシャッターを切ることが鉄則である（図5）.

TTLモードとマニュアルモードの違い

Lesson 2で解説したように, TTLとは, 簡単に言えば, フラッシュが光量を自動で調整して画像の明るさを揃えようとする働きである.

筆者はフラッシュをマニュアル発光にして光量を一定にし, 絞り値を変えることで露出をコントロールしている（カメラ本体もマニュアルモードに設定）. そのほうが一定の明るさの画像を得やすく, 規格性のある撮影ができると考えているからである.

最近ではTTLの精度が上がっており, TTLモードで口腔内を撮影してもさほど問題が出ないことも多いが, ミラーを使用して撮影する時などで画像の明るさにばらつきが出るようなら, マニュアル発光に切り替えたほうがよい[1].

Lesson 3のまとめ

本項で解説した撮影機材の基礎は, 医院の診療スタイルにあったカメラシステムを構築するには必須の知識である. しかし, カメラや写真撮影の世界は奥が深く, 適切な機材の選択やさまざまなマニュアル設定を個人で行うのは, 多くの読者にとってハードルが高いと思われるので, まずは口腔内撮影用にカスタマイズされた市販のカメラシステムの利用をオススメする.

Lesson

4

口角鉤の使い方と
ミラーに求められる条件

　口腔内という限られた空間のなかで，規格性を保ちつつ被写体である歯や歯肉を画像に収めるには，口角鉤と口腔内撮影用ミラーが必要である．

　本項では，口角鉤の使い方や，多数発売されているミラーのなかから，どのようなミラーを選べばよいのかという選択のポイントおよびミラー使用時に知っておいてほしい基礎知識について解説する．

■口角鈎

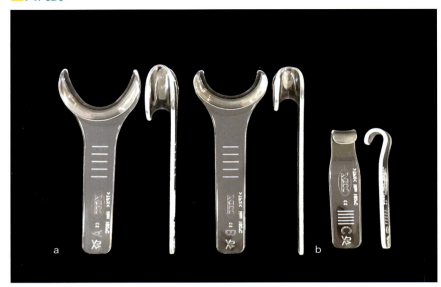

図1 a, b 筆者が使用している口角鈎は，正面観，臼歯部口蓋側（舌側）面観の撮影時に口唇を排除するもの（a，大・小タイプ）と，側方面観，咬合面観，前歯部口蓋側（舌側）面観の撮影でミラーを使用するときに使う小さなフックタイプ（b）の2種類である．

■口唇乾燥者にはリップクリームを

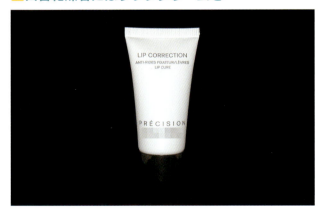

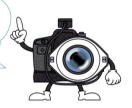

リップクリームで口唇を保護することで，口角鈎で引っ張ったときの痛みを緩和することができます

図2 口角鈎は濡らして使うことで，装着時などの違和感を軽減させるが，冬などで口唇が乾燥している患者にはリップクリームを用意しておき，必要に応じて使用する．無香料のチューブタイプのものがよい．

筆者が使用している口角鈎

口角鈎は口唇や頬を排除するため，ミラーは直接では正しいアングルで撮影できない被写体を写し，その写った像で正しいアングルを得るために用いる．

筆者が使用している口角鈎は，正面観，臼歯部口蓋側（舌側）面観の撮影時に口唇を排除するもの（図1a，大・小タイプ）と，側方面観，咬合面観，前歯部口蓋側（舌側）面観の撮影でミラーを使用するときに使う小さなフックタイプ（図1b）の2種類である．

口角鈎を使用するときは濡らすことがポイントで，そうすることで装着時や口唇にかけて滑らせる時の痛みや違和感を軽減できる．また，冬などで口唇が乾燥している患者に口角鈎をかけて引っ張ると痛いので，当院ではチューブタイプのリップクリームを用意しておき，必要に応じて使用している（図2）．

口角鈎の装着

使用する前に口角鈎を軽く濡らしておき，下口唇

Lesson 4　口角鈎の使い方とミラーに求められる条件

■ **口角鈎はこうかける！**

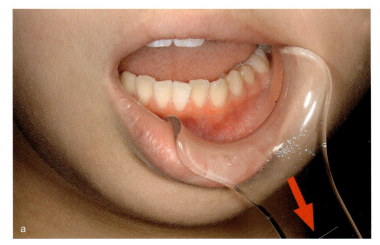

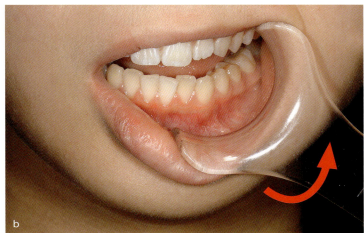

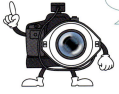

口角鈎を歯や歯肉に当てると，患者は不快に感じるので，優しくデリケートに扱いましょう

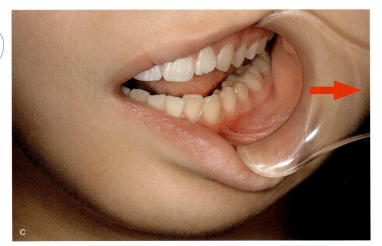

図3 a〜c　①軽く濡らした口角鈎を下口唇の中央寄りにかけ（a），②そのまま上方に滑らせていき（b），③側方にもってきたら閉口してもらう（c）．口唇を指でつまんで強く引っ張ったり，口角鈎を歯や歯肉に当てると，患者は不快に感じるので，優しくデリケートに扱うこと．

の中央寄りで，下唇小帯があればこれを避けた位置にかけ，そのまま滑らせながら側方にもっていく（図3）．口角鈎をかける時に，口唇を指でつまんで引っ張ったり，口角鈎を歯や歯肉にコツコツ当てると，患者は不快に感じるので気を付けたい．あくまでも優しくデリケートに扱うことが大切である．

口角鉤のかけ方のコツ

■ 左右に引っ張るだけでは，こんな写真に…

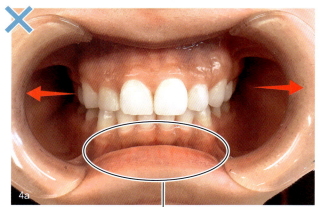
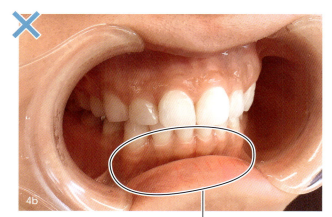

口唇が写り込みやすくなる

> **ここがBAD！**
>
> 図4a, bのように口角鉤を左右に引っ張るだけでは，写真に口唇が写り込みやすくなる．

■ 左右に引っ張りながら前方へもってくると…

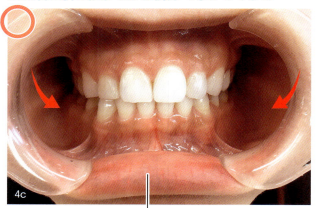
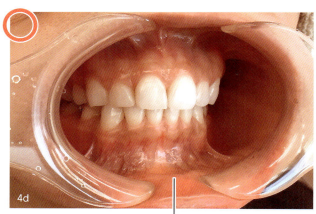

口腔前庭を広げることで，口唇が写り込みにくくなる

> **ここがGOOD！**
>
> 図4c, dのように左右に引っ張りながら前方にもってきて口腔前庭を広げるようにすると，口唇の写り込みが減ってすっきりした写真になる．

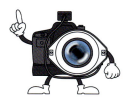

フックタイプの口角鉤をうまく使うと，とてもきれいな写真が撮れます

Lesson 4　口角鉤の使い方とミラーに求められる条件

■ フックタイプの口角鉤はこうかける！

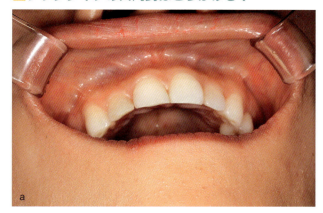
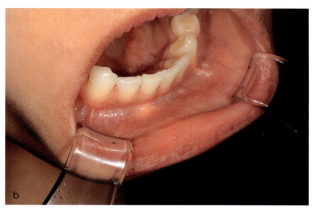
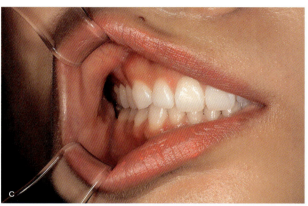

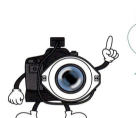

フックタイプの口角鉤をうまく使うと，とてもきれいな写真が撮れます

図5 a〜c　フックタイプの口角鉤はミラーを使った撮影時に使用する．咬合面観や上下前歯部口蓋側（舌側）撮影時には撮影側の左右犬歯あたり（a，b），側方面観撮影時には撮影側の上下顎犬歯あたりにかける（c）．

口角鉤のかけ方のポイント

　口角鉤のかけ方にもコツがある．図4 a, b のように口角鉤を左右に引っ張るだけでは，口唇が歯肉に近くなるため，写真に口唇が写り込みやすくなってしまう．

　口角鉤を使う時は，図4 c, d のように左右に引っ張りながら前方にもってきて口唇と頬を排除するのがポイントで，口腔前庭（口唇と頬粘膜の内側で上下の歯列弓との間にできる空間）を広げるようにすると，口唇が写り込みにくくなる．ただし，あまり前方にもってくると外れてしまうので気を付けたい．

フックタイプの口角鉤の使い方

　筆者は，フックタイプの口角鉤を，ミラーを使用する咬合面観や上下前歯部口蓋側（舌側）面観，側方面観の撮影時に使用している．かける位置は咬合面や上下前歯部口蓋側（舌側）面観撮影時には撮影側の左右犬歯あたり（図5 a, b），側方面観撮影時には撮影側の上下顎犬歯あたりである（図5 c）．使い方のコツは，正面観撮影用の口角鉤と同じで，口腔前庭を広げるようにするとよい．この口角鉤は強く引っ張りすぎると痛いので，口の大きさや口唇・頬の張り具合を確かめながら慎重に使うよう心がける．

　フックタイプの口角鉤は，ミラー使用時の撮影だけではなく，図6のように，コントラスター（フレ

■ フックタイプの口角鉤はコントラスターを使った撮影時にも重宝

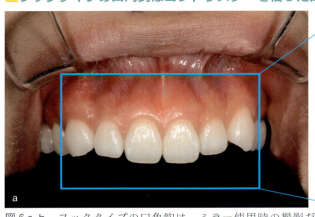
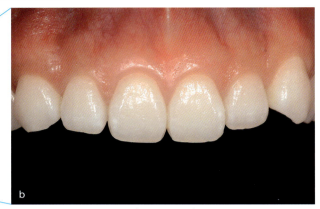

図6a, b　フックタイプの口角鉤は，ミラー使用時の撮影だけではなく，コントラスター（フレキシブルコントラスター FormA，山本貴金属地金）と呼ばれる黒色の背景を使った撮影にも使用する．

キシブルコントラスター FormA，山本貴金属地金）と呼ばれる黒色の背景を使った撮影時に口唇を排除するのにも便利である．

このように，口角鉤をかけて口唇や頬を排除してからミラーを口腔内に入れると，ミラーが口唇や頬粘膜に触れにくくなるので，唾液がミラー面に付着するのを防げる．また，口唇を適切に排除することで，写真への口唇の写り込みを防げるだけでなく，口唇や頬の粘膜面を被写体である歯などの背景に利用することができるので，余計なものが写っていない，すっきりとした写真を得ることができる[5]．

口腔内撮影用ミラーとは

口腔内撮影用ミラーは，直接では正しいアングルで撮影できない口腔内の被写体を写し，その写った像で正しいアングルを得るために用いる．筆者が5枚組の規格写真撮影時に使用しているミラーは，上下の咬合面観撮影用，臼歯部の側方面観撮影用の2種類のみである（図7）．

口腔内撮影用ミラーの種類

口腔内撮影用ミラーには，大きく分けると，ステンレス製とガラス製がある．

ステンレス製ミラーは，ガラス製よりも薄いので，口腔内への挿入時や使用中の違和感がより少ないといわれている[1]．また，表面反射式なので被写体が二重に重なって見える像のダブりがない（後述）．ただ，反射率が低いので，暗い写真になりがちであり，また，扱い方によってたわむことがある．さらに，撮影前に温めておいても冷めやすいために，くもりやすいのが難点である．

一方，ガラス製ミラーは，ステンレス製と比べるとかなり厚いので，口腔内挿入時に違和感が出やすい．さらに，基本的に表面反射式ではないため，わずかに像のダブりが生じてしまう[2]．また，製品によっては，ミラーの側面から入った光がミラー内部で反射して，写真に縞状に写り込んでしまうことがあるので，購入前に光を反射させてチェックしてほしい（図8）．しかし，現在では表面反射を謳ったガラス製ミラーも販売されており，筆者はガラス製ミラーを好んで使用している．

口腔内撮影用ミラーに求められる条件

現在，多数の口腔内撮影用ミラーが発売されており，素材や表面のコーティング，サイズや形態にそれぞれ特徴がある．それらのなかからどのミラーを

■筆者が使用しているミラーはこの2枚！

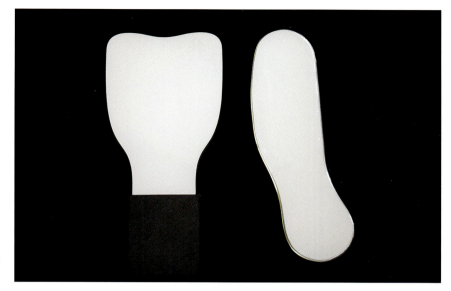

図7　筆者が5枚組規格撮影に使用しているミラーは，咬合面観用と側方面観用の2種類．

■ガラス製ミラーは購入前に光の反射の確認を！

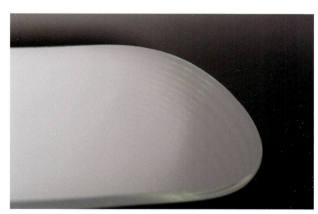

図8　ガラス製ミラーは，製品によってミラーの側面から入った光がミラー内部で反射して，写真に縞状に写り込むことがあるので，購入前に光を反射させてチェックしたほうがよい．

選んだらよいか迷わないように，口腔内撮影用ミラーに求められる条件（表1）について解説する．

ミラーに映った被写体に像のダブりがないか

先述のように，ミラーには表面反射式と表面反射式ではないものがある（図9）．表面反射式はミラー表面で光が反射するタイプで（図9a），ミラーに映った被写体が二重になって見える像のダブりが生じない．ステンレス製ミラーはこのタイプである．一方，ガラス製ミラーの多くは，ガラス表面とガラスの底面で光が反射してしまうため，わずかではあるが，像のダブりが生じてしまう（図9b）．当然，像のダ

ブりのないほうが鮮明な画像を得ることができるわけである．

反射率が高く，明るいか

ミラーの反射率は各メーカーによって異なり（表2），反射率が高いほど撮影時の光の損失が少ない[1,3]．撮影時，フラッシュの光はミラーに当たって被写体に届き（図10a），被写体で反射した後に再度ミラーで反射してカメラに戻ってくる（図10b）．このとき，反射率が90％のミラーだと81％の光が戻ってくるが，反射率80％のミラーでは64％の光しか戻ってこないことになる．筆者のようにフラッ

表1　口腔内撮影用ミラーに求められる条件

- ミラーに映った被写体に像のダブリがないか
- 反射率が高く，明るいか
- 最適な大きさか
- たわみにくいか

ミラーの反射の仕方は2種類

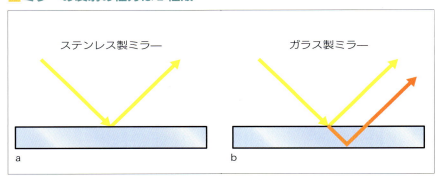

図9 a, b　ミラー表面で光が反射すると，像のダブリのない鮮明な画像が得られる（a）．ガラス製ミラーの多くは，ガラス表面とガラス底面で光が反射するので，ほんのわずかであるが，像のダブリが生じてしまう（b）．

シュのTTLモードを用いずにマニュアル発光で撮影する場合，光の損失があるということは，ミラーを用いずに撮影した画像と比べて暗い写真になることを意味する．したがって，より反射率の高いミラーを選択して光の損失を減らすとともに，筆者の場合は絞りを1～2段ほど開ける（F値を小さくする）ことで，写真の明るさを揃えるようにしている（露出補正）．また，場合によってはフラッシュ光量の調節で対応することもある．

最適な大きさか

ミラーは患者の口腔内に入れて使用するものなので，大きすぎず，小さすぎずが，理想である．各メーカーからさまざまなサイズ・形態のミラーが発売されており，それぞれ撮影しやすいように考えられたものとなっている．

筆者がこだわっているのはミラーの幅で，この幅が狭いとミラーの縁が写り込んでしまい（図11），見苦しい写真となってしまうが，意外とこの幅の広いものが少ない．以前使用していたものは，この幅が79mmと大きくサイズ的には満足していたが，反射率が78％と低いのが難点であった．現在，愛用しているウルトラブライトデンタルミラー（デンタルテクニカ）のミラーの幅は75mmあり（図12），十分なサイズである．

また，このミラーの反射率は「100％に近い」と謳われており，さらにガラス製であるにもかかわらず，表面反射式なので，明るく鮮明な画像が得られる（図

表2 各社ミラーの反射率

ミラー取扱いメーカー	材質	反射率
A社	ステンレス＋ロジウムコーティング	75%
B社	ステンレス＋ロジウムコーティング	85%
C社	ガラス＋ロジウムコーティング	78%
D社	硬質ガラス＋アルミニウムコーティング	90%
E社	ガラス＋ロジウムコーティング	95%
F社	ガラス＋タンタルコーティング	95%
デンタルテクニカ	ガラス＋ウルトラブライトコーティング	ほぼ100%

ミラーを使うと光の損失あり

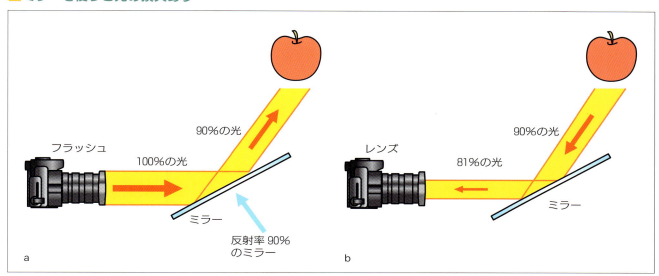

図10a, b　反射率が90％のミラーを使った場合，フラッシュの光はミラーに当たった時点で90％に減って被写体に届き（a），被写体から戻ってきて再度ミラーに当たった時に81％（90×0.9％）に減少し，レンズへ届く（b）．（参考文献3より引用改変）．

咬合面撮影用ミラーは幅がポイント

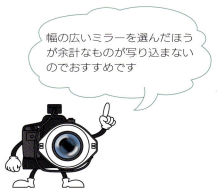

幅の広いミラーを選んだほうが余計なものが写り込まないのでおすすめです

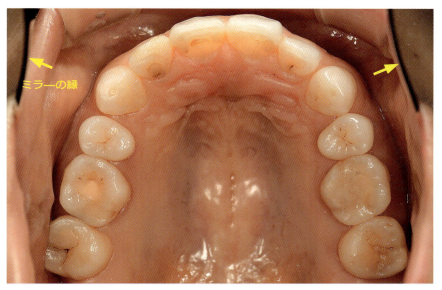

図11　咬合面撮影用ミラーの幅が狭いと，ミラーの縁（黄色矢印）が写り込んでしまう．

筆者愛用の咬合面撮影用ミラー

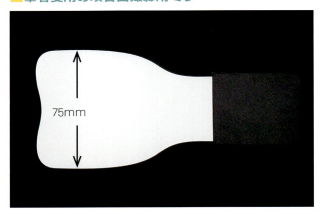

図12 筆者が主に使用している咬合面撮影用ミラー（ウルトラブライトデンタルミラー，デンタルテクニカ）は幅が75mmと大きく，反射率も高い．また，ガラス製にもかかわらず，表面反射式なので，明るく鮮明な画像が得られる[4]．なお，このミラーには幅が65mm，70mmのラインナップもあり，患者の口の大きさによって使い分けるとよい．

ミラーの反射率で明るさが変わる

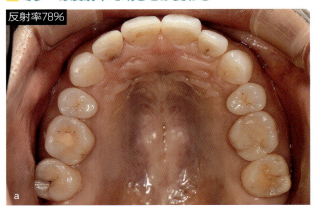
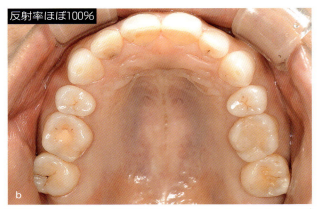

図13a, b a は筆者が以前使用していたミラー（反射率78％），b は図12でも紹介した現在使用しているミラー（反射率ほぼ100％）．すべての条件を同じにして撮影すると，反射率の高いミラーのほうが明るい画像を得ることができる．

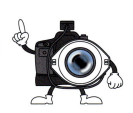

反射率の高いミラーのほうが明るい画像を得られます

13)[4]．なお，このミラーには幅が65mm，70mmのラインナップもあり，患者の口の大きさによって使い分けるとよい．

たわみにくいか

ステンレス製ミラーはガラス製と異なり，扱い方によってたわむことがある．たわんだミラーを使用すると撮影画像が歪んでしまうので，注意が必要である．

ミラーの取り扱い方

ミラーは，ステンレス製，ガラス製ともに傷がつきやすいので，消毒・滅菌時には他の器具やミラーどうしが接触しないように気をつけ，洗浄時の硬質なスポンジの使用も避けるよう注意が必要である．また，オートクレーブ滅菌を行う場合には乾燥工程を省き，滅菌終了後は付着した水分をワッテで拭き取り保管する．

Lesson 4　口角鈎の使い方とミラーに求められる条件

■ミラーのくもりを防ぐ

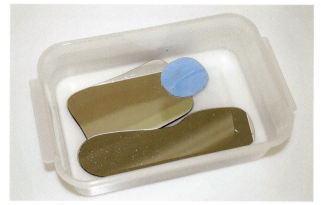

図14　以前はミラーをお湯につけて，温めて使用していた．お湯の温度が高いと火傷するので要注意．

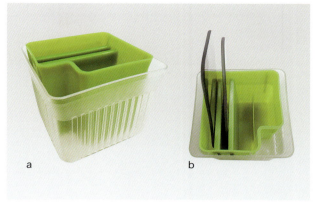

図15a, b　ミラーの保温容器を使えばミラーを濡らさずに済むので，水分を拭き取る手間が省ける（湯器ちゃんDX，サンフォート）．

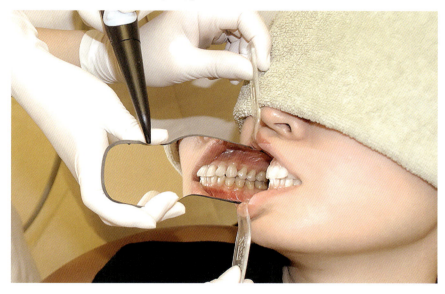

図16　筆者の場合，撮影には必ず撮影補助がつくので，スリーウェイシリンジでミラーにエアーをかけてもらい，くもりを防止している．こうすれば，事前にミラーを温めておく必要がない．ただし，エアーはくもらない程度の最小限にとどめておかないと，口腔内が乾燥して患者は不快である．

口腔内撮影用ミラーのくもりを防ぐ方法

ミラーは口腔内に入れると呼気でくもるので，使用前あるいは使用中に対策を講じる必要がある．

以前はミラーをお湯につけて温めて使用していた（図14）．この方法でも問題はないが，水滴を拭き取る手間がかかるのと，使用時にミラーの温度が高すぎると患者が火傷を負う恐れがあるので，注意が必要である．

図15は，ミラーを温めるための保温容器（湯器ちゃんDX，サンフォート）で，外ケースと内ケースの間のスペースに約70℃のお湯を入れ，内ケースに入れたミラーを温めるというもので，この保温容器を使えばミラーを濡らさずに済み，水分を拭き取る手間が省けて便利である．

また，撮影に撮影補助がつける場合には，事前にミラーを温めておく必要がなく，撮影中にスリーウェイシリンジでミラーにエアーをかけてくもりを防ぐことができる（図16）．ただしエアーをかけすぎると口腔内が乾燥して患者の不快感が強いので，くもらない程度の最小限にとどめておく．

なお，デンタルミラー用のくもり止めが各種発売されているが，これらは使用しないほうがよい．な

ミラーで撮影したら画像は反転させよう！

■ 上顎咬合面観

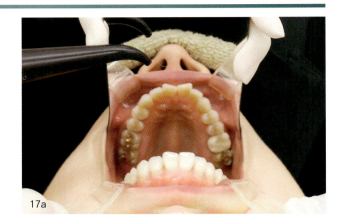

図17a〜c　ミラーを使って撮影した画像は反転させなければならない．上顎咬合面観を患者の頭の後ろ（12時の位置）から撮影した場合，画像を左右に反転させて，患者の咬合面を直接見た時と同じにする（写真は参考文献5より許可を得て引用）．

■ 下顎咬合面観

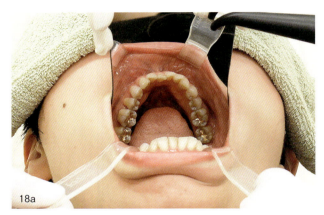

図18a〜c　患者の右側から撮影した下顎咬合面観の画像は上下に反転させる（写真は参考文献5より許可を得て引用）．

■ 右側側方面観

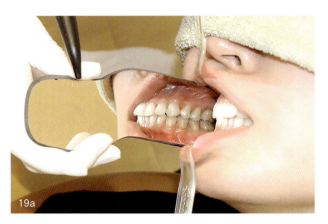

図19a〜c　臼歯部側方面観もミラーを使って撮影する際は画像は左右に反転させる（写真は参考文献5より許可を得て引用）．

ぜなら，口腔内撮影用ミラーはロジウムコーティングやタンタルコーティングといった特殊なコーティングが施されており，反射率が非常に高いため，くもり止めの膜を映してしまい，もやがかかったようになってしまうからである．

なぜ撮影画像を反転させる必要があるのか

ミラーで撮影した画像は，発表や患者への提示で使用する時に反転しておかなければならない（図17〜19）．

Lesson 4　口角鉤の使い方とミラーに求められる条件

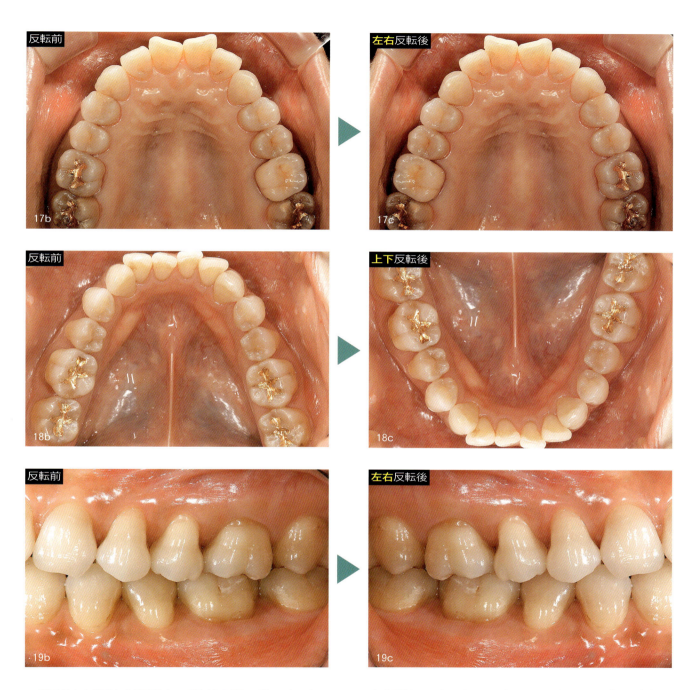

　筆者は上顎咬合面観を，患者の頭の後ろ（12時の位置）から撮影しているが（図17a），撮影された画像は図17bのようになり，患者の右側は写真の右にある．しかし，写真を使用する時は図17cのように，患者の右側が写真の左になるように左右反転させなければならない．これは患者の咬合面を直接見た場合と同じにするわけである．ちなみに，上顎咬合面観を患者の右側の位置から撮影した場合は，上下に反転することになる．

　下顎咬合面観は通常，患者の右側から撮影するが（図18a），撮影された画像は図18bのようになり，患者の右側は写真の左にあるので，左右は問題ない．

しかし，実際に正面から患者の口腔内を見る時と上下が逆になっているので，パソコン上で上下を反転させて使用する（図18c）．

臼歯部側方面観を撮影する際にミラーを使用する場合も，画像を反転させる必要がある．

図19aは右側側方面観を撮影しているところだが，こうして得られた画像は図19bのようになるので，実際に口腔内の右側側方を見る時と同じになるように画像を左右反転させる（図19c）．左側側方面観も同様である．

Lesson 4 のまとめ

口角鉤のかけ方にもコツがあり，ちょっとしたかけ方の違いで写真のクオリティが変わるので，使い方に習熟してほしい．

また，素材や形態，サイズの異なるさまざまなミラーが入手可能なので，本項で解説したミラーの基礎知識を参考に，ご自分にあったミラーを選んでいただきたい．

Lesson

5

撮影を始める前に

　口腔内規格写真は，闇雲に撮影していても上達はおぼつかないものである．規格性のある写真を撮影するためには，理想的な規格写真とはどのようなものかを知り，部位ごとの撮影のコツを習得する必要がある．

　規格写真のチェックポイントや具体的な撮影のコツについては次項以降で解説するとして，本項では，撮影を始める前に知っておいてほしい患者への配慮や，撮影時の姿勢とカメラの構え方，さらにはピントの合わせ方について解説する．

表1 撮影を始める前に

| 説明と理解と同意 | 声かけ，気配り | 感謝（余韻） |

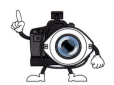

口腔内撮影時はいつも以上に気配り・心配りを！

撮影者としての心構え

実際にファインダーを覗いてシャッターを切る前と撮影中，そして撮影後に，患者への心配りを忘れないようにしたい（表1）．

まずはなぜ口腔内を撮影する必要があるのかを説明し，理解と同意を得る必要がある．口腔内撮影では口角鉤で口唇を引っ張ったり，大きく開口してもらったりしなければならず，患者の理解と協力がなければきれいな規格写真は撮れない．十分な説明なしにいきなり撮影されることは，患者にとっては不快で，それだけで医院に対する不信感につながりかねない．初診時の資料は撮り直しがきかないので重要であるが，まだお互いの信頼関係が築けていない時期はとくに細心の心配りが必要である．われわれにとってはルーティンワークでも患者にとってはそうではないということを肝に銘ずるべきである．

撮影中も，痛みやつらさのわずかな素振りも見逃さないように気を配り，「大変ですよね」「頑張ってくださいね」「もう終わりますよ」などと声かけを行い，撮影に夢中になって無言になってしまわないように気をつける．また，口角鉤で口唇を引っ張る時には，その旨を伝えてから引っ張るなどは当然である．

撮影後は，協力していただいたお礼を必ず言うこと．また，たとえ「症例づくり」のためであったとしても，撮影した写真は患者自身にも見ていただいたほうがよい．大変な思いをして撮った自分の口腔内写真を見せてもらい，説明を聞けば，次の撮影の協力も得られやすくなる．その写真が規格性のとれたきれいな写真であれば，それだけでその医院の治療のレベルを感じ取ってもらえるかもしれない．

口腔内撮影はなぜ難しい？

口腔内写真を撮ったほうがよいことはわかっている．しかし，いざ撮影しようとすると気が重いという方も多いに違いない．なぜ口腔内撮影を難しいと感じるのか，その理由を表2にまとめた．

カメラ＆フラッシュが重い

口腔内撮影用カメラシステムは，デジタル一眼レフカメラ，レンズ，フラッシュを合わせると1kg以上という，かなりの重量になる．重くて片手でカメラを構えてシャッターを押すことができないので，筆者はスタッフに補助してもらいながら撮影しているが，医院によっては，女性スタッフが1人で撮影しないといけない環境もある．その場合には，同一メーカーのカメラシステムのなかで軽量モデルを選択するのもひとつの解決法である．そして，手ブレを起こさないように体が安定する姿勢で，なるべく短時間で手際よく撮影を終わらせられるように練習することが大切である．

Lesson 5 撮影を始める前に

表2 口腔内撮影が難しいと感じる理由

- カメラ＆フラッシュが重い
- 患者が嫌がる
- 口腔内という狭い空間での撮影
- どういう写真がよい写真なのかわからない

表3 上達の近道

- ☑ 理想的な規格写真とはどういうものかを知る
- ☑ 自分で撮影した写真と比較し，違いに気づく
- ☑ 撮影のコツを知り，練習する

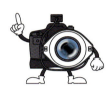

まずはどういう写真が理想的な規格写真かを知ることが上達の第一歩です

患者が嫌がる

　口唇を強く引っ張られたり，大きなミラーを口腔内に入れられたり，最大開口を強いられたりと，口腔内写真を撮られることは，患者にとっては快適なことではない．したがって，快く撮影に協力してもらうためには，口腔内写真の必要性を理解してもらうことと，信頼関係が築けるようにコミュニケーションをしっかりとること，撮影中と撮影後のフォローを行うことが大切である．

口腔内という狭い空間での撮影

　口腔内という狭い空間のなかで，口唇や頬，舌をよけながら画面構成よく，ピントも広い範囲に合った写真を撮影するのは難しい．とくにミラーを使った撮影には練習によるコツの習得と患者の協力が必要である．

どういう写真がよい写真なのかわからない

　自分で撮影した写真を評価できないと不安である．規格性のある写真とはどういうものかを知っていれば，撮影した写真がよいのか，もしよくなければどうすればよい写真になるのかがわかるようになる．

口腔内撮影上達の近道

　口腔内写真の撮影は，ただ闇雲に撮っていてもなかなか上達しないものである．

　まずはどういう写真が規格性のある理想的な写真なのかを知ることが上達の第一歩である．

　次に，その理想的な写真と自身の撮影した写真を比較し，どこが違うのかに気づかなければならない．そうして理想的な規格写真のイメージをしっかり作り，それぞれの撮影部位にある撮影のポイントやコツを何度も練習すれば，比較的簡単に規格写真が撮れるようになる（表3）．

　ここでもうひとつ大切なことは，「ここまでしか撮れない」という見極めをいかに早く身につけるかということである．理想的な規格写真を撮ろうとするのはよいことであるが，患者の口の大きさ，開口量，頬の張りの強さなどは個人差があり，場合によってはここまでしか撮れないと妥協しなければならないこともある．その引き際がわかるようになることも大切なことだと考えている．

成功例・失敗例で学ぶ　規格性のある口腔内写真撮影講座

■新人スタッフのはじめての撮影

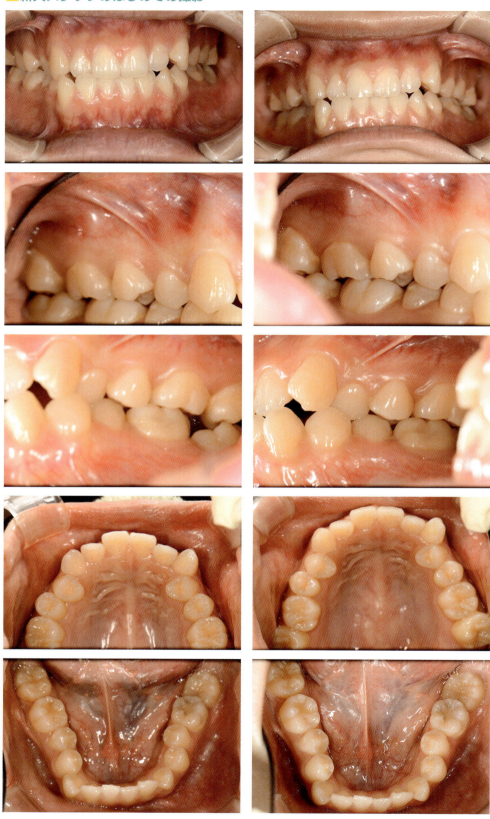

図1　卒後1か月の新人スタッフに，撮影部位の倍率を教え，あとは縦横斜めを注意するように指示して撮影してもらった．構図が悪く，ピントの合っていないものも多い．

■練習を重ねた結果……

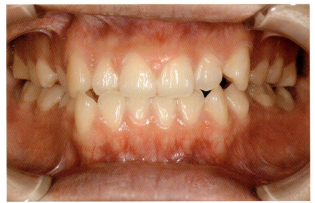
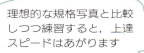
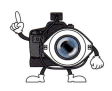
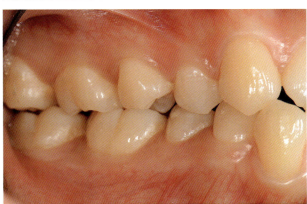
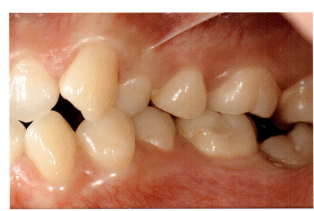
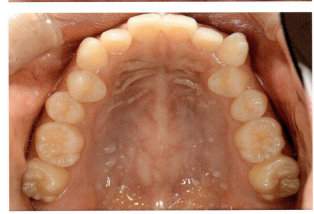
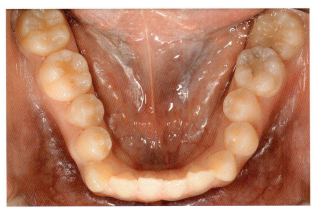

理想的な規格写真と比較しつつ練習すると，上達スピードはあがります

図2　理想的な規格写真を見てもらい，どこがポイントで，それをどのように撮影するかを指導し，何度か練習したところ，かなり規格写真に近づいてきた．

新人スタッフ撮影例から学ぶ

　図1は，歯科衛生士学校を卒業後，当院に勤務して1か月の新人スタッフが初めて撮影した写真である．撮影部位の倍率だけ教え，あとは縦横斜めを注意するように指示して撮影してもらった．モデルと撮影補助は当院のスタッフなので，撮影者の指示がなくてもある程度撮影しやすい環境は作ってもらえるが，構図が悪く，ピントの合っていないものも多い．ちなみに，撮影中にシャッタースピードのダイヤル

■必ずストラップを使用しよう

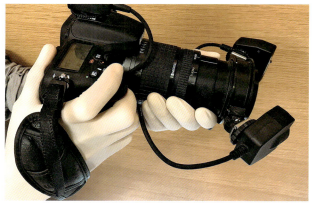

図3　患者の上にカメラを落とさないために，カメラを持つ時は，必ずストラップを使うこと．

■安定感のあるカメラの構え方

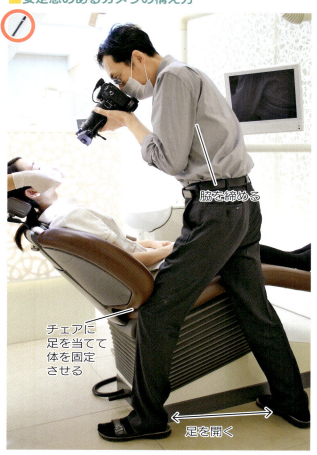

図4　カメラの構え方の基本は，足を開き，脇を締め，できれば診療チェアに足を当てて体を固定し，体をブレさせないことである．

を触ってしまったらしく，あとで確認すると1/400秒になっていた．そのため，写真の一部がわずかに写っていない（Lesson 2参照）．

まずはどういう写真を撮影しなければならないのかを知ることが出発点となるので，理想的な規格写真を見てもらい，どこがポイントで，どのように撮影すればよいのかを指導し，何度か練習した後の写真が図2である．かなり規格写真に近づいている．

撮影時の良い姿勢・悪い姿勢

レンズとフラッシュを合わせると1kgを超えるカメラで，手ブレを防ぎ，狙った構図の写真を撮影するためには，体を安定させるための姿勢がとても重要になる．まず自分が撮影しやすい姿勢を作り，そのレンズの先に被写体である口腔をもってくる（位置づける）ようにすると，体を安定させやすく，疲れにくい．

カメラの持ち方・構え方

右手でカメラのグリップを握り，左手はレンズの下から支えるように持って，カメラの重さを受け止める．また，カメラを持つ時は，必ずストラップを使うようにする．ストラップには首にかけるタイプと，筆者が使用しているハンドストラップがあり，どちらを使っても構わないが，1kgを超える重量のカメラを患者の上に落とさないための必需品である

Lesson 5　撮影を始める前に

■ 良くない撮影姿勢

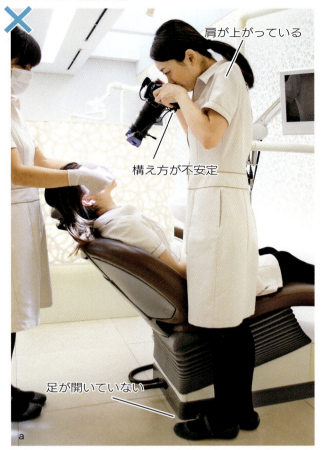
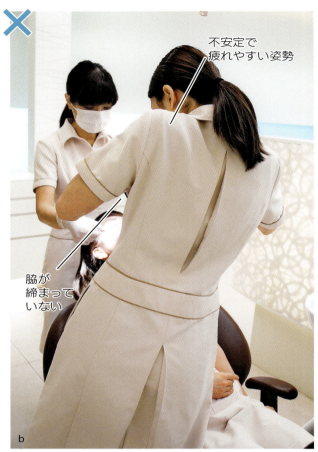

図5a, b　aでは肩が上がり，足を閉じており，左手でカメラを下から支えていないので，構え方が不安定である．bでは体を乗り出して被写体にカメラを向け，脇も開いているので，やはり不安定で疲れやすい撮影姿勢といえる．

（図3）．

　カメラの構え方の基本は，足を開き，脇を締めることで，筆者はさらに，診療チェアに足を当てて固定し，体のブレを止めるようにしている（図4）．また，少しかがみ気味に撮影しないといけない時には，背中を丸めると体の重心が前方にきて姿勢が安定しないので，足を広めに開き，膝をわずかに曲げて腰を落とすようにするとよい．

　図5は良くない撮影姿勢の例で，図5aでは診療チェアの高さや角度の調整ができていないため，ワーキングディスタンス（レンズ先端から被写体までの距離）を確保するために肩が上がってしまっている．また，左手でカメラを下から支えておらず，足も閉じているため，構え方が不安定である．図5bでは，正面を向いている患者の口腔内に体を乗り出してカメラを向けており，脇も開いているため，やはり不安定で疲れやすい撮影姿勢である．まずは楽な姿勢でカメラを構えてみて，そのレンズの先に被写体がくるように診療チェアの高さや角度，患者の顔の向きを調整する必要がある．

手ブレを防ぐシャッター操作のコツ

　シャッターボタンは強く押さず，静かに押し込むようにし，押した後もすぐに指を離さないこと．また，シャッターを切る時に息を止めていると，かえって手ブレが起きやすくなるので，息を吐きながらボタンを押すようにする．

ワーキングディスタンスが常に一定のシステムもある

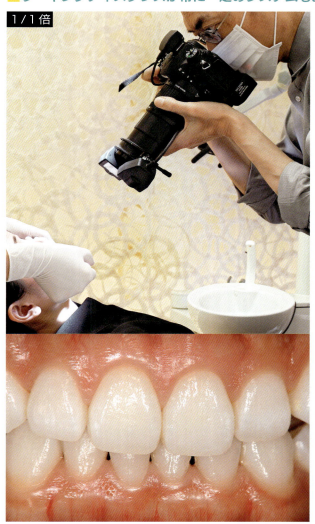
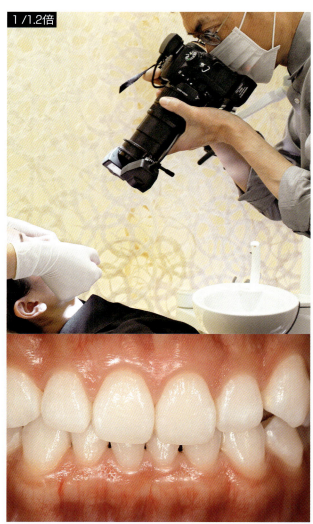

図6　撮影倍率が変わってもワーキングディスタンスが一定のカメラシステムだと，常にカメラと被写体の距離感が一定である．同一部位を複数倍率で撮影する時など，レンズの倍率目盛りを変えるだけで，ほぼ同じ構えた位置で撮影できるので便利である．（ソニックテクノ社のカメラワーキングディスタンスは約20cm）．

口腔内規格撮影でのピントの合わせ方

ピントの合わせ方にはオートフォーカスとマニュアルフォーカスがあり，オートフォーカスとはカメラが自動でピントを合わせる機能，マニュアルフォーカスとは，カメラに任せずに手動でピントを合わせる機能のことで，口腔内規格撮影では，マニュアルフォーカスでの撮影が基本となる．Lesson 2で述べたように，規格撮影では部位によって撮影倍率を決めておく必要があり，倍率を正確に固定するにはマニュアルフォーカスのほうが適しているからである．口腔内をオートフォーカスで撮影すると，同一部位でも撮影ごとにわずかに被写体の大きさが異なってしまい，厳密な意味での規格性が失われてしまう[1]．

実際の口腔内撮影時には，部位ごとの撮影倍率を設定した後（クリックストップ式であればレンズにある倍率数値の目盛りに合わせる），ファインダーを覗きながら撮影者が体を前後させ，被写体がクリア

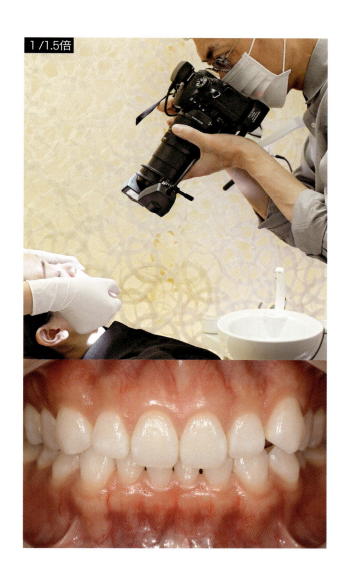
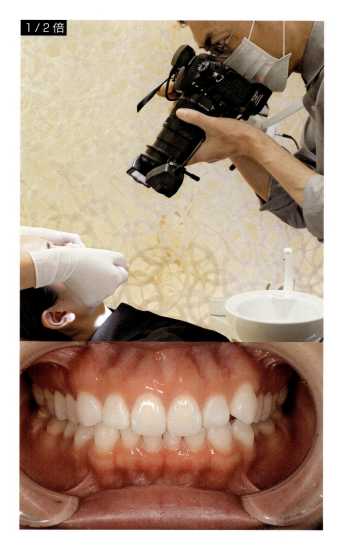

に見える位置を探してピントを合わせる．なお，撮影部位のどこにピントを合わせるかは実際の撮影編（Lesson 6）で解説する．

ピント合わせとワーキングディスタンス

　体を前後させるということは，撮影者がワーキングディスタンスを調整しながらピントを合わせているわけであるが，通常は撮影倍率が変わるとワーキングディスタンスも変わる．市販の口腔内撮影カメラシステムのなかには，どの撮影倍率でも同一のワーキングディスタンスで撮影できるものがあり，常にカメラと被写体の距離感が一定となっている（図6）．同一部位を複数の倍率で撮影する時など，ある倍率で撮影した後に，ほぼ同じ構えた位置でレンズの倍率目盛りを変えるだけで次の倍率の写真を撮影できるので，筆者は重宝している．ちなみに，撮影倍率によってワーキングディスタンスが変わらない最大の利点は，フラッシュと被写体の距離

成功例・失敗例で学ぶ　規格性のある口腔内写真撮影講座

■ ピント合わせはどこを見る？

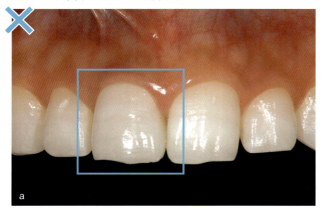
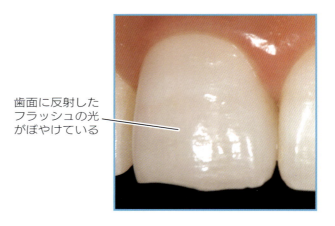

歯面に反射したフラッシュの光がぼやけている

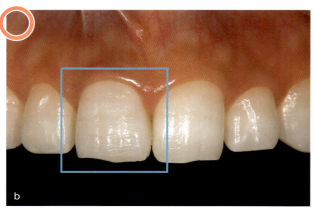
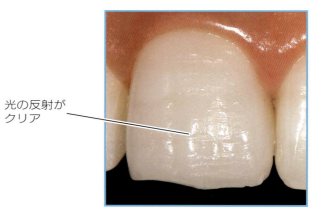

光の反射がクリア

図7a, b　aは歯面に反射したフラッシュの光がぼやけているのに対し，bでは光の反射がクリアである．このように，ピントを合わせる時は，反射した光の点やラインを見るようにするのがポイントである（参考文献2より許可を得て引用）．

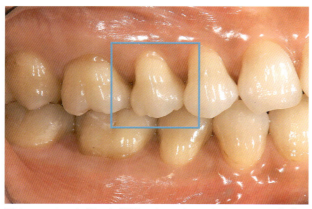
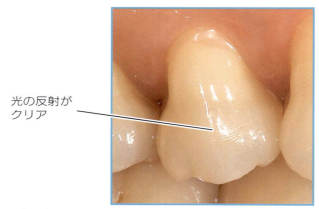

光の反射がクリア

図8　ミラーを使った撮影でも，ピントを合わせたい部位に反射した光の点やラインを見ながら体を前後させ，これらがクリアになった瞬間にシャッターを切る（参考文献3より許可を得て引用）．

> **コラム**
> ### 口腔内撮影時にも"余韻"が重要！

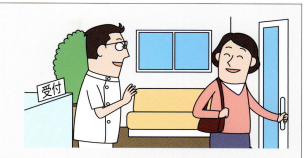

　歯科治療には，口腔内撮影をはじめ，苦痛や不快感をともなうものが多いが，そういった治療後に待合室へ戻られる患者の表情を，筆者は必ず見るようにしている．疲れた顔や，きちんとしたフォローがない場合には不満や怒りの表情を浮かべておられる方もいるかもしれない．
　その表情を笑顔にする方法は単純で，長々と話をする必要はなく，ほんのひと言の感謝やねぎらいの言葉と笑顔（マスクをしていても「目」の表情）があればよい．ただし，「心がこもっていること」と「患者の目を見ること」が大切で，そうでなければ逆効果になることもありうる．
　『歯科開業学　親父の小言に学ぶ』（クインテッセンス出版）[4]に，サービスの4原則が紹介されている．4原則とは，挨拶，気配り，迎合，余韻で，このうちの"余韻"とは何かを，この本を読んだ時からずっと考えていたが，患者に笑顔でお帰りいただくことがそれにあたるのではないかと今では思っている．
　「大変だった」「痛かった」「もう来たくない」という患者の心のなかの声が，ほんのちょっとしたことで，「大変だったが，しっかりとした治療をしていただいた」「他の医院と違って詳しい資料を採ってくれて，安心して任せられそう」という明るい声に変わり，それが来院を楽しみになっていただくことや患者紹介につながっていくのだと考えている．

を常に一定に保てるので，絞りやシャッタースピード，ISO感度やフラッシュ光量などのマニュアル設定を固定でき，TTLを使わなくても，露出のばらつきを防げることである．

ピントの確かめ方

　マニュアルフォーカスでは，ファインダーを覗きながら漠然と被写体がクリアに見える位置を探しても，ピント合わせに時間がかかってしまう．筆者は，被写体のピントを合わせたい場所に反射した光の点やラインを見ながらピントを合わせている．図7は中切歯にピントを合わせた写真を撮影しようとしたものであるが，図7aでは歯面に反射したフラッシュの光がぼやけているのに対し，図7bでは光の反射がクリアである．また，図8は上顎の第二小臼歯にピントを合わせた写真であるが，フラッシュの光の反射した点やラインがキリッとクリアに写っているのがわかる．

　このように，ミラーを使った撮影でも，まずは写真の構図を決めた後，ピントを合わせたい部位に反射している光の点やラインを見ながら体を前後させ，これらがクリアになった瞬間にシャッターを切れば，ピントの合った写真が得られる．

Lesson 5 のまとめ

　本項では，撮影を始めるにあたっての患者への配慮や撮影姿勢，ピント合わせなどについて述べた．口腔内を撮影されることは，患者にとって快適なことではないので，十分な説明によってその必要性を理解してもらう手間を惜しまないようにしたい．

Lesson 6
部位別撮影編

1. 正面観撮影法　68ページ
2. 側方面観撮影法　76ページ
3. 咬合面観撮影法　88ページ
4. 臼歯部口蓋側（舌側）面観撮影法　98ページ
5. 前歯部口蓋側（舌側）面観撮影法　110ページ

　本項では正面観，側方面観，咬合面観，臼歯部・前歯部口蓋側（舌側）面観について，実際の撮影手順と撮影写真のチェックポイントを解説する．
　難しいとされるミラーを使った撮影にもコツがあり，どの撮影部位にも共通の2つのポイントを理解すれば，意外と簡単に規格性のとれた写真を撮影できるようになる．
　また，成功例，失敗例の参考写真と自身の撮影した写真を見比べることも上達の近道となるので，しっかり観察して改善点を見つけていただきたい．

Lesson 6-1
正面観撮影法

■ **STEP 1：正面観撮影のためのポジショニングの良い例**

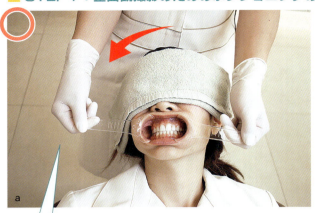
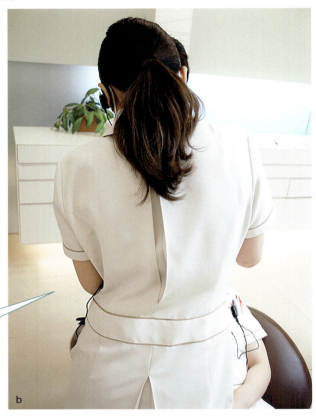

患者の顔を
少し右に傾ける

患者の顔を傾ければ，
安定した姿勢で
撮影ができる

図1 a～d　患者の顔を少し右に傾けると安定した姿勢で撮影できるが(a, b)，患者の顔が正面を向いていると，撮影者が体を乗り出すことになり，姿勢が不安定になる(c, d)．

正面観の撮影にあたって

　正面観はミラーを使わずに撮影でき，もっとも簡単な部位である．以下，撮影手順を紹介していく．

正面観の撮影ポジション

　撮影するポジションは患者の右側で，撮影しやすい姿勢をとったとき，そのレンズの先に被写体である口腔がくるように診療チェアの高さと角度を調整する．この時，患者の顔を少し右に傾けるのがポイントで，そうすれば楽な姿勢で撮影できるが(図1 a, b)，患者の顔が正面を向いていると，撮影者が体を乗り出さないと被写体正面とカメラの向きを一致させることができない(図1 c, d)．

正面観の撮影手順

　まずは左右の口唇に口角鉤をかけ，エアーで歯面や歯肉の水分を飛ばしながら，サクションや排唾管で唾液を吸引する(図2)．口腔内の唾液をしっかり排除していないと，見苦しい写真になってしまうの

Lesson 6　部位別撮影編

■ STEP 1：正面観撮影のためのポジショニングの悪い例

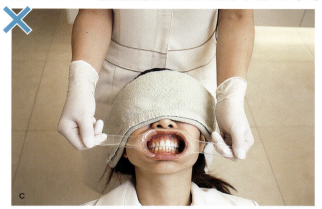
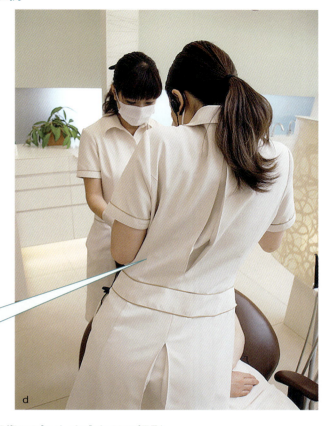

患者の顔が正面を向いていると，撮影者は体を横に乗り出すことになり姿勢が不安定

■ STEP 2：口腔内の唾液排除

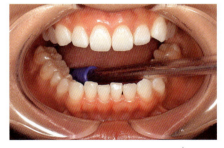

■ STEP 3：側切歯にピントを合わせて撮影

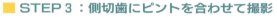
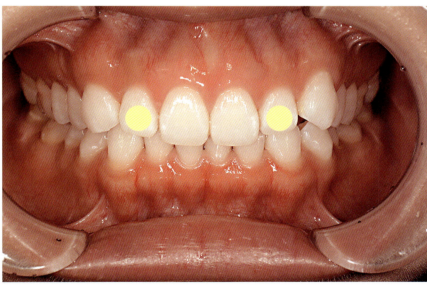

図2　口角鉤をかけた後，エアーで歯面等の水分を飛ばしながら，サクションや排唾管で唾液を吸引する．
図3　ピントを側切歯で合わせると，中切歯から最後臼歯付近まで広範囲にピントが合いやすい[1]．

で注意したい．
　つづいて，ピント合わせであるが，側切歯で合わせると，中切歯から最後臼歯付近まで広範囲にピントが合いやすい（図3）[1]（レンズによってピントの合う場所が異なる場合があるので，詳細は71ページの［アドバンス編］を参照）．

成功例・失敗例で学ぶ　規格性のある口腔内写真撮影講座

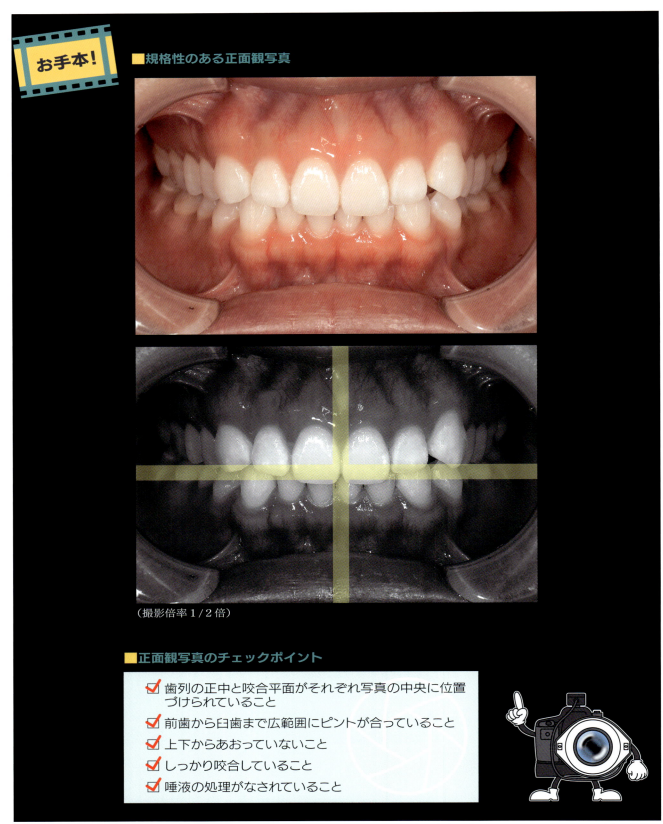

図4　歯列や咬合に大きな問題のない場合,歯列の正中と咬合平面がそれぞれ写真の中央に位置づけられていることが大切である.

アドバンス編

ピント合わせは必ず側切歯？〜ピントと被写界深度について[1〜5]

　自分の撮影した口腔内写真のどこにピントが合っているかをじっくりと観察したことがあるだろうか．口腔内撮影では絞りを絞って被写界深度が深い状態（ピントが広い範囲に合っている状態，Lesson 2参照）で撮影するので気づきにくいが，レンズによってはファインダーを見て合わせた場所と違うところに写真のピントが合っていることがあり，狙った場所より手前にピントが合っていることを前ピン，後方に合っていることを後ピンと呼んでいる（狙った場所にちゃんとピントが合っているのはジャスピン）．

　ところで，レンズは基本的に（口腔内撮影に使うマクロレンズを含め），被写界深度が手前に浅く，奥に深い．簡単に言うと，ピントの合って見える範囲（被写界深度）は，ピントを合わせた場所の手前側が全体の1/3，奥側が全体の2/3と考えてよい（図A）．

　正面観撮影では側切歯にピントを合わせると解説したが，こうすれば手前の中切歯から奥の臼歯まで広範囲にピントが合いやすくなるからである．ところが，口腔内撮影に使えるマクロレンズの中にも前ピンのレンズがあり，その場合には側切歯にピントを合わせてしまうと奥にある臼歯部のピントがボケやすくなってしまうので，そのようなレンズでは犬歯にピントを合わせなければならない．ちなみに，筆者の使用しているレンズ（ソニックテクノ）はジャスピンで，犬歯にピントを合わせると中切歯がわずかにボケるようである．自分が普段どこにピントを合わせていて，撮影した写真の被写界深度がどうなっているかを，一度確認してみることをお勧めする（以上は，マニュアルフォーカスでのピントのずれの話で，オートフォーカスでも前ピン，後ピンは存在するが，今回は割愛する）．

　なお，使用しているレンズが前ピンか，ジャスピンかを調べる方法は簡単で，ピントチェックシート（ネットで各種ダウンロード可）を撮影して確認すればよい．この時，絞りをいっぱいに開けて（F値を小さくして）1点にピントが合うように撮影し，狙った場所にピントが合っていればジャスピン，狙った場所よりも手前にピントが合っていれば前ピンのレンズである（図B）．

■被写界深度は手前に浅く，奥に深い

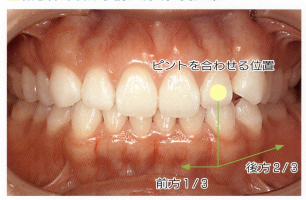

図A　ピントの合って見える範囲（被写界深度）は，ピントを合わせた位置から前方が1/3と後方が2/3．マニュアルフォーカス撮影において，ジャスピンのレンズでは側切歯に，前ピンのレンズでは犬歯にピントを合わせるとよい．

図B　使っているレンズがジャスピンかどうかは，ピントチェックシートなどを撮影することで確認できる．口腔内撮影と同じように絞りを絞ると被写界深度が深いので広範囲にピントが合っており，狙った場所＜P＞にピントが合っているのかわかりにくいが（①），絞りをいっぱいに開けて（F値を小さくして）撮影してみると，被写界深度が浅くなるので，ピントの合っている場所が一目瞭然で，このレンズ（ソニックテクノ）がジャスピンだとわかる（②）．ちなみに，前ピンのレンズでは＜P＞にピントを合わせて撮影しても，撮影画像を見るとそこよりも手前にピントが合ってしまう．

■ピントチェックシートを撮影してみよう

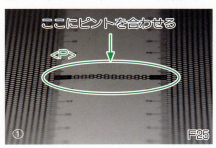
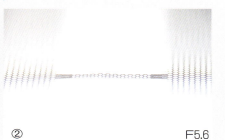

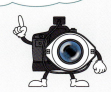

レンズによってピントの合う場所が異なるので，一度ピントの位置と範囲を確認しましょう

よくありがちな失敗例

歯列の正中と咬合平面が斜めに（図5）

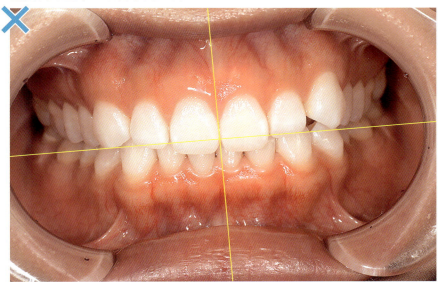

ここがBAD！
歯列の正中と咬合平面が斜めに撮影されており，それぞれが写真の中央と一致していない．

咬合平面の位置づけが上下にずれている（図6）

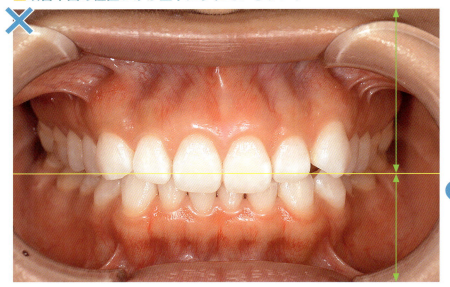

ここがBAD！
咬合平面は水平面と平行に撮影できているが，この写真ではその位置づけが下方にあり，上下のバランスが悪い．

正面観写真のチェックポイント

70ページ図4は規格性のある正面観写真である（撮影倍率は，1／2倍もしくは1／1.5倍で撮影されることが多い）．撮影した正面観写真のチェックすべきポイントとして重要なのは，歯列の正中と咬合平面がそれぞれ写真の中央に位置づけられていることである．また，前歯から臼歯まで広範囲にピントが合っ

■ 斜めからの撮影（図7）

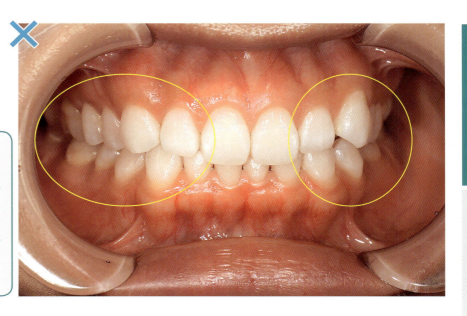

ここがBAD！

歯列を正面ではなく，斜めから撮影しているため，臼歯部の写り方が左右で異なる．図2で解説したように，患者が正面を向いたままだと撮影者は身を乗り出して撮影しなければならないため，このような写真になりやすい．患者の顔を撮影者側に少し傾けると，歯列正面にカメラを向けやすくなる．

■ 上下からのあおり（図8）

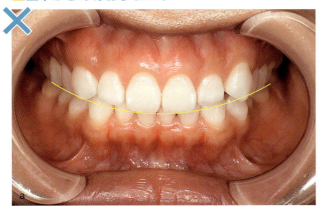
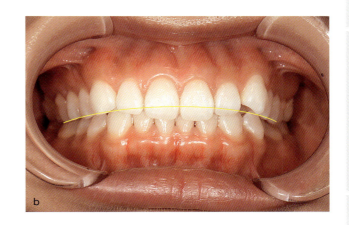

ここがBAD！

歯列を上から（a），または下から（b）あおって撮影している．規格写真の基本は，咬合平面が水平面と平行になるように撮影することである．

ていること，上下からあおっていないこと，しっかり咬合していること，唾液の処理がなされていることなども大切なポイントである．

正面観のよくある失敗例

図5～10に正面観撮影においてよくある失敗例を紹介する．どうしたらうまく撮れるか，考えるヒントにお役立ていただきたい．

■咬合していない（図9）

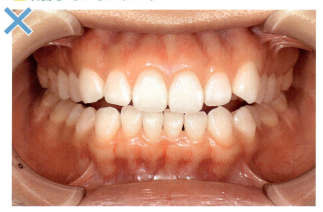

> **ここがBAD！**
> 撮影中，上下の歯が接触していないことがあるので要注意．

■唾液の泡の写り込み（図10）

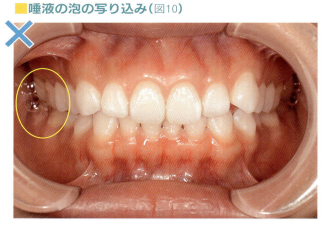

> **ここがBAD！**
> 撮影前の唾液排除が不十分であったり，撮影に時間をかけていると，口腔内に唾液が溜まってきてしまう．唾液をしっかり排除したら素早く撮影し終えられるように練習しておく．

歯列や咬合に問題がある時の撮影ポイント

■わずかに開口させて撮影することがある

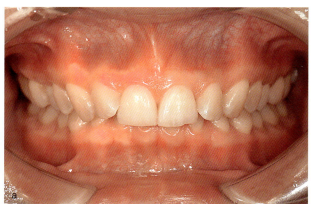
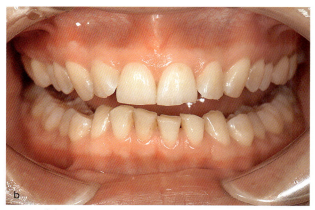

図11a, b　咬頭嵌合位では歯列や咬合平面の状態がわかりにくいことがある（a）．そのような時は，わずかに開口した状態も撮影しておくとよい（b）．

Lesson 6　部位別撮影編

■ 歯列を画面中央にバランスよく配置させる

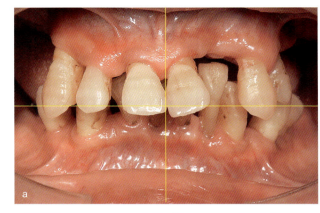

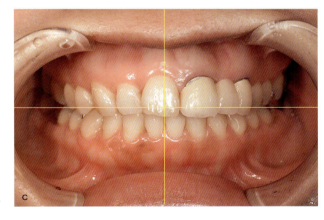

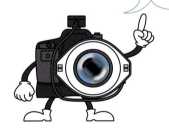

歯列や咬合に問題がある場合，歯列を正面から見て，その中央を写真の真ん中に位置づけるようにしましょう

図12a〜c　歯列や咬合に問題がある場合，正中矢状面と水平面を考慮しながら，被写体である歯列を，画面の中央にバランスよく配置する．

歯列や咬合に問題がある場合の対処法

　たとえば中切歯の正中が正中矢状面とずれている場合，無理に正中を写真の中央に位置づけるのではなく，歯列を正面から見て，その中央を写真の真ん中に位置づけるようにする．同じく咬合平面が歪んでいる場合，水平面を考慮しながら歯列を画面の中央にバランスよく配置させる（図11, 12）．

Lesson 6 - 1 のまとめ

　本項から実践編で，正面観の規格写真撮影法と，撮影された写真の評価ポイントについて解説した．5枚組規格写真のなかではもっとも簡単な部位なので，まずは正面観を何度も練習し，口腔内を撮影することに慣れていただきたい．

Lesson 6-2
側方面観撮影法

STEP 1：側方面観撮影のためのポジショニング

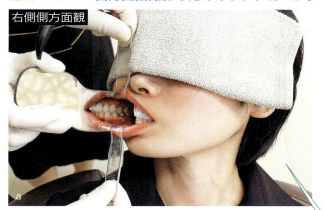

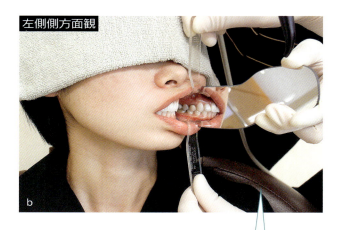

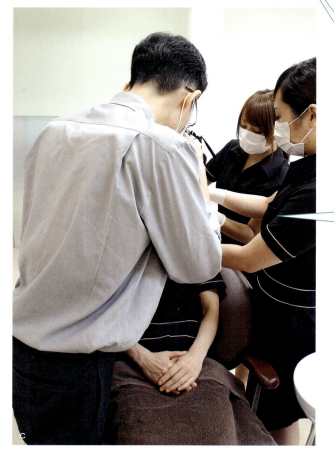

右側の撮影時には患者の顔を右に向ける

左側の撮影時には患者の顔を少し左へ向ける

撮影者は左右の側方面観ともに患者の右側で撮影する

図1 a〜c　撮影者のポジションは左右の側方面観撮影ともに患者の右側で，筆者は，右側の撮影時には患者の顔を右へ，左側の撮影時には患者の顔を少し左へ向けてもらい撮影している．

■ STEP 2：口腔内の唾液排除 ## ■ STEP 3：第二小臼歯にピントを合わせて撮影

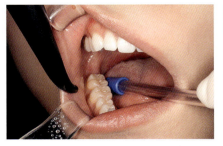

図2｜図3

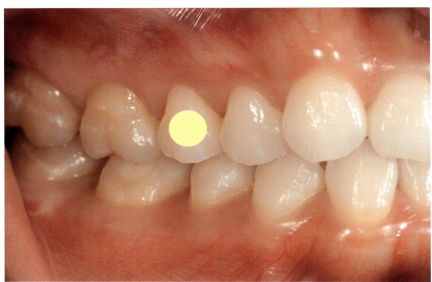

図2　ミラーを口腔内に入れる前に，エアーで歯面等の水分を飛ばしつつ，サクションや排唾管で唾液を吸引しておく．
図3　ピントを第二小臼歯で合わせると，広範囲にピントが合いやすい[1, 2]．

側方面観の撮影にあたって

　側方面観の撮影には，ミラーを使った撮影法と使わない撮影法がある．ミラーを使わないで撮影するほうが簡便であるが，最後臼歯が写りにくく，後方まで撮影しようとすると前方から斜めに撮影することになってしまうので，筆者はミラーを使用して撮影している．

　本来，頰と口唇があるので，臼歯の側方面に対して垂直にレンズを向けることは不可能であるが，被写体をミラーに写し，その写った像で正しいアングルを得るわけである．

側方面観の撮影ポジション

　撮影者のポジションは左右の側方面観撮影ともに患者の右側で，筆者は，右側の撮影時には患者の顔を右へ，左側の撮影時には患者の顔を少し左へ向けてもらい撮影している（図1）．

側方面観の撮影手順

　まずは開口状態で，撮影側の上下犬歯付近にフックタイプの口角鈎をかけ（右側撮影時には右側上下の犬歯付近），エアーで歯面や歯肉の水分を飛ばしながら，サクションや排唾管で唾液を吸引する（図2）．次に口角鈎で口唇・頰粘膜と歯列の間に空間を作り，そこへミラーを挿入し，閉口してもらった後，撮影する．ミラーを口腔内に挿入する際には，ミラー面に唾液がつかないように気をつけ，また，ミラーの縁が歯肉に当たると非常に痛いので，最大限の注意を払う必要がある．なお，ピントを合わせる位置は第二小臼歯付近である（図3）[1, 2]．

側方面観写真のチェックポイント

　撮影した側方面観写真のチェックすべきポイントとして重要なのは，咬合平面が写真の中央に位置づけられていることである（図4）．また，実際の被写

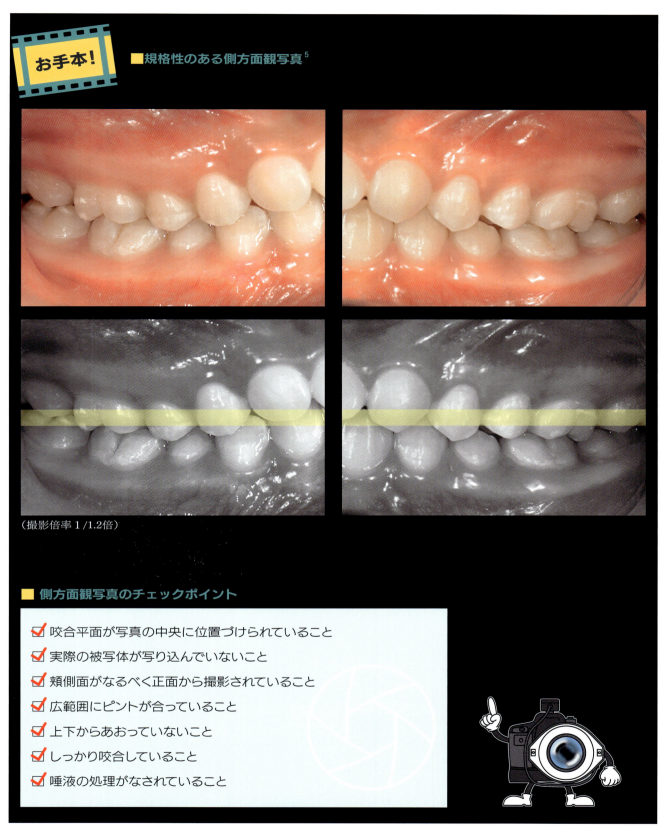

図4 歯列や咬合に大きな問題がない場合，咬合平面が写真の中央に位置づけられていることが大切である．

Lesson 6 部位別撮影編

ミラー撮影のコツ

■ ミラー後縁は歯列と離す[1, 3, 4]

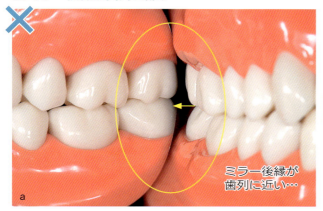
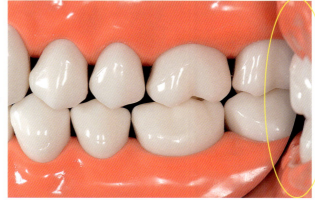
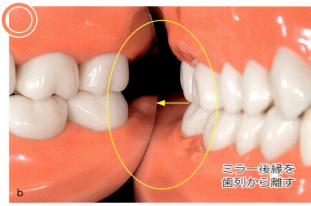
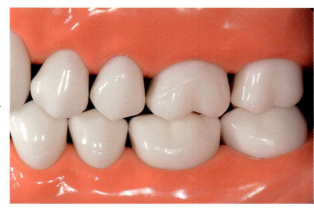

図5a, b　ミラー後縁を歯列から離すことで，実際の被写体が写真に写り込むことを回避する．なお，撮影後の写真は反転していない．

体が写り込んでいないこと，頬側面がなるべく正面から撮影されていること，広範囲にピントが合っていること，上下からあおっていないこと，しっかり咬合していること，唾液の処理がなされていることなども大切なポイントである．なお，筆者は，1/1.2倍もしくは1倍の撮影倍率で撮影している．

側方面観のミラー撮影のコツ

その1：ミラー後縁は歯列と離す

ミラーを使った撮影のコツのひとつは，ミラー後縁をなるべく歯列から離すことである．ミラー後縁が歯列に近いと，実際の被写体が写真に写り込んでしまう（図5a）．ミラーと歯列との距離を離すことで，この写り込みを回避する（図5b）[1, 3, 4]．

その2：歯列とミラーの角度は大きくする

もうひとつのミラー撮影のコツは，歯列とミラーの角度を大きくすることである．この角度が小さい場合（図6a），最後臼歯まで写そうとすると前方から斜めに撮影された写真となり（図6b），頬側面をなるべく正面から撮影しようとすると，実際の被写体が写り込んでしまう（図6c）．

図7のように歯列とミラーの角度を大きくすれば，

■歯列とミラーの角度が小さいと，こんな写真に…

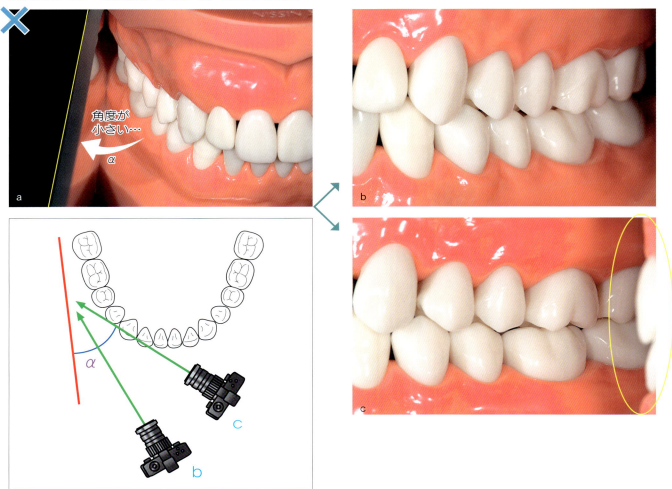

図6 a〜c　歯列とミラーの角度（α）が小さい場合，最後臼歯まで写そうとすると前方から斜めに撮影された写真となり（b），頬側面をなるべく正面から撮影しようとすると，実際の被写体が写り込んでしまう（c）．

■歯列とミラーの角度は大きく

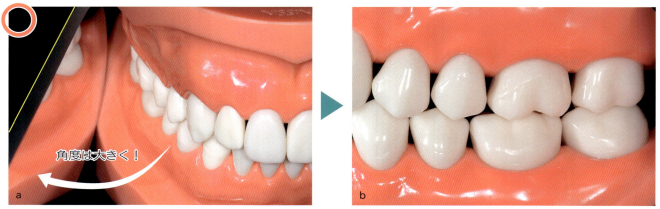

図7 a, b　歯列とミラーの角度を大きくすると，実際の被写体の写り込みを防ぎつつ，頬側面をほぼ正面から撮影でき，ピントも全体的に合いやすくなる．

側方面観のミラー撮影のまとめ

■ ミラー後縁を歯列から離し，歯列とミラーの角度は大きく！

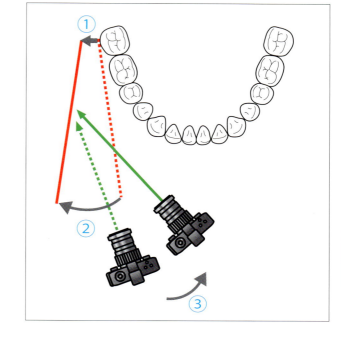

図8　ミラー後縁を歯列から離し（①），歯列とミラーの角度を可能な限り大きくとり（②），被写体が写り込まないギリギリの角度で頬側面を正面から撮影する（③）．ミラーにカメラを直角に向けようとしすぎると，実際の犬歯付近が写り込んでしまうので注意する．

実際の被写体の写り込みを防ぎながら，頬側面をほぼ正面から撮影でき，ピントも全体的に合いやすくなる．

側方面観のミラー撮影のまとめ

図8にミラー撮影の手順①〜③を示す．実際の撮影時には，ミラー後縁を歯列から離しつつ（①），歯列とミラーの角度を可能な限り大きくとり（②），被写体が写り込まないギリギリの角度で頬側面を正面から撮影すると（③），きれいな規格写真が得られる．

側方面観のよくある失敗例

図9〜13に側方面観撮影においてよくある失敗例を紹介する．自分で撮影した写真とよく見比べて，どこを改善すればよりよい規格写真になるのかを考えてほしい．

撮影は1人でするか，補助つきか

筆者の場合，ミラーを使った撮影時にはスタッフ2人に補助についてもらう．1人が口角鉤を持ち，もう1人がミラーを持ちつつ，ミラー面がくもらないようにエアーをかけている（図14a）．1人しか補助がつけられない時には，患者に口角鉤を持ってもらい，補助者がミラー保持とエアーによるくもり防止を担当することになる（図14b）．補助なしで，1人で撮影しなければならないとすると，レンズやフラッシュを合わせて1kgを超える重さのカメラを片手で保持して手ぶれなく，精度の高い規格写真を撮影するのはとても難しい．医院のシステムを変えて，なるべく1人は補助につけるようにしたい．なお，ミラーを使って撮影した画像は，発表や患者へ提示する時に反転しなければならない（Lesson 4参照）．

よくありがちな失敗例

■ 歯列とミラーの角度が小さいと，こんな写真に…（図9）

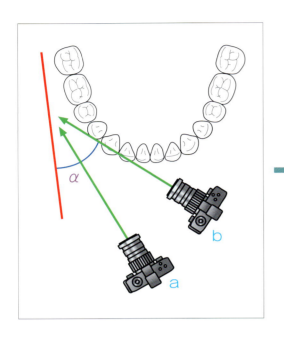

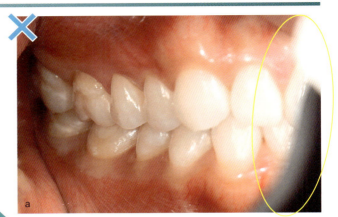

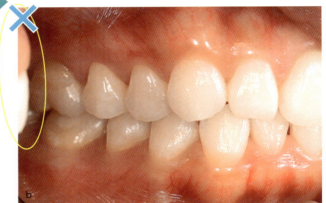

> **ここがBAD！**
> 歯列とミラーの角度（α）が小さい場合，最後臼歯まで写そうとすると前方から斜めに撮影することになり，アングルが悪く，ミラーの縁も写りやすくなる（a）．また，ミラーに写った頰側面を正面から撮影しようとすると，実際の被写体が写り込んでしまう（b）．

■ 咬合平面の上下的ずれ（図10）

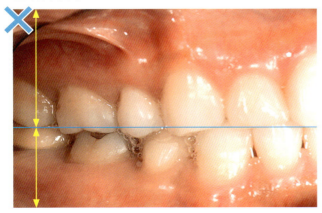

> **ここがBAD！**
> 咬合平面が下方にあり，バランスが悪い．また，唾液の処理が不十分で見苦しい．

■ ミラー後縁が歯列に近いと，こんな写真に…（図11）

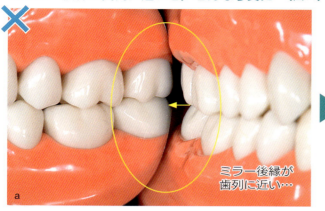
a

ミラー後縁が
歯列に近い…

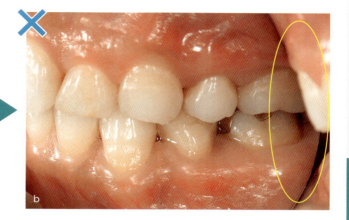
b

ここが BAD！
ミラー後縁と歯列が近いと，実際の歯列が写り込んでしまう．

■ 下からのあおり（図12）

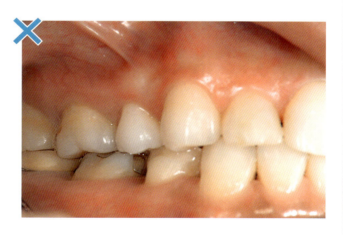

ここが BAD！
下からあおって撮影されている．

■ 咬合していない（図13）

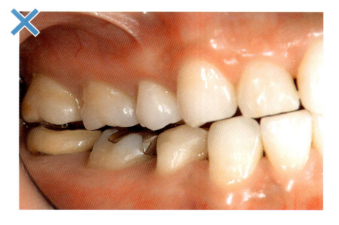

ここが BAD！
撮影中，上下の歯が接触していないことがあるので要注意．

補助が2人の場合と1人の場合

補助が2人の場合

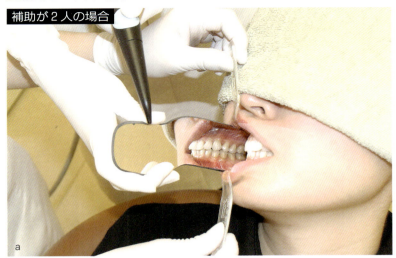

補助が1人の場合

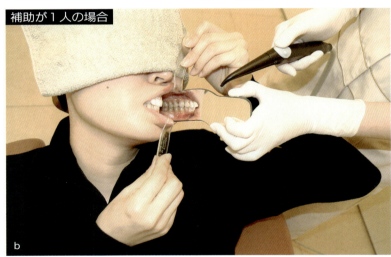

図14a, b　2人の補助がつけられる場合は，1人が口角鈎を持ち，もう1人がミラーを持ちつつ，くもり止めのエアーを担当する（a）．補助が1人の時は，患者に口角鈎を持ってもらう（b）．

コラム

口腔内撮影は何人で行うのがよい？

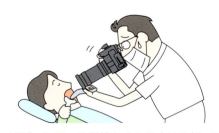

　口腔内の写真撮影では，右手でカメラを持ち，左手でミラーを持って1人で撮影する方法がよく紹介されている．しかし，レンズとフラッシュを合わせると1kgを超えるカメラを片手で持って，構図が正確でピントの合った規格写真を撮影するのはとても難しく，コンスタントに規格性の高い写真を撮影するためには最低1人の撮影補助が必要であると筆者は考えている．

　補助が1人つけば，ミラーの保持とくもり止めを担ってもらえるので，構図やピントに集中することができ，撮影のストレスもかなり軽減される．

　規格写真の撮影は，習熟すればさほど時間はかからないので，医院の診療システムを変えてでも，撮影は最低2人で行いたい．

ミラーを使わない撮影法

■ミラーなしで撮影してみると…

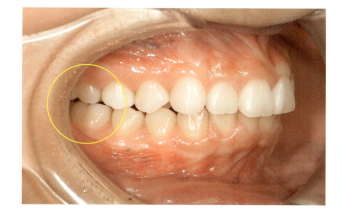

図15　ミラーなしでは，最後臼歯が写りにくい（撮影倍率1/2倍）．

■側方撮影用の口角鈎もある

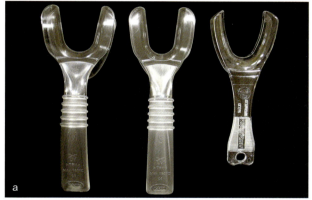

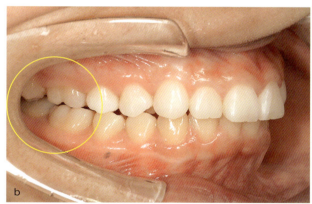

図16a, b　切れ込みの深い側方撮影用の口角鈎（左から順に口角鈎ピジョンM，口角鈎ピジョンS［YDM］，クリーンリトラクター［日本歯科工業社］）を使うと臼歯部がわずかに写りやすくなる．

■ミラーを使わない時の口角鈎の使い方

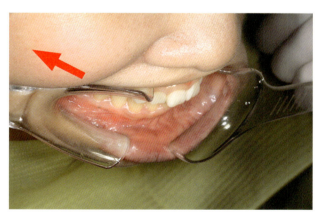

図17　撮影側の口角鈎は後方（臼歯方向）へしっかり引き，反対側の口角鈎は添える程度にする．

ミラーを使わない撮影法とは

　ミラーを使わずに側方面観を撮影することは可能である（図15）．また，側方撮影用の口角鈎も発売されており，通常のものより切れ込みが深くなっている（図16a）．側方撮影用の口角鈎を用いたほうが最後臼歯まで写しやすいが，どちらの口角鈎を使うにせよ，最後臼歯まで写るかどうかは口の大きさや頬

成功例・失敗例で学ぶ　規格性のある口腔内写真撮影講座

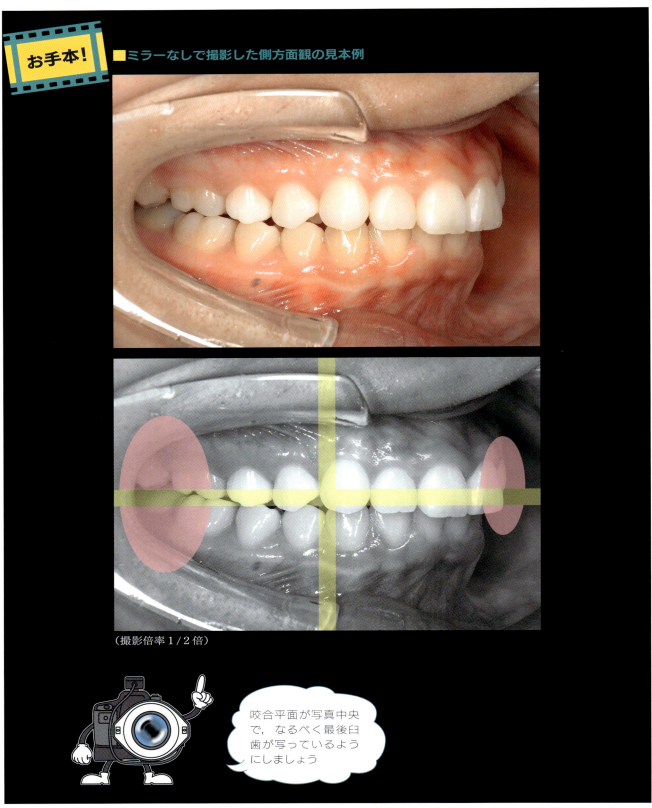

図18　咬合平面が写真中央で，なるべく最後臼歯が写っていること．撮影倍率が1/2倍では反対側の写る範囲は側切歯もしくは犬歯までである．また，撮影側の犬歯が写真中央付近に位置付けられているかもポイントである[3,4]．

の緊張度によるところが大きい．

　撮影時には，左右に口角鉤をかけるが，撮影側の口角鉤は臼歯方向へしっかり引いてなるべく最後臼歯が写るようにし，反対側の口角鉤は引っ張らずに添える程度にする（図17）．このとき，口が開いてきやすいので，歯が嵌合しているかどうか気をつける．

　撮影写真のチェックポイントとしては，咬合平面が写真中央に位置づけられ，なるべく最後臼歯まで写っており，撮影倍率が1/2倍では反対側の写る範囲は側切歯もしくは犬歯までである（図18）．

　いずれにせよ，ミラーを使わないと最後臼歯が写りにくいので，筆者はミラーを使って側方面観の撮影をしているが，正面観と側方面観をミラーなしで，上下咬合面観のみミラーを使って撮影し，撮影倍率をすべて1/2倍に統一した5枚組の規格写真でも，かなりの口腔内の情報が記録できるので，初心者には取り組みやすいかもしれない[3]．

Lesson 6-2 のまとめ

　本項では側方面観の撮影法について解説した．ミラーを使った撮影は難易度が高いので，苦手に思われている人も多いかもしれない．しかし，ほんのちょっとした撮影理論とコツを知れば，必ずクオリティの高い規格写真を撮影できるようになるので，がんばって練習してほしい．

Lesson 6-3
咬合面観撮影法

■ STEP1：下顎咬合面観撮影のためのポジショニング

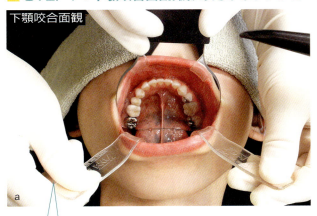

フックタイプの口角鉤を下顎の左右犬歯付近にかけ，ミラー後縁を最後臼歯と離し，歯列とミラーの角度を大きくとる

下顎咬合面観は患者の右側から撮影する

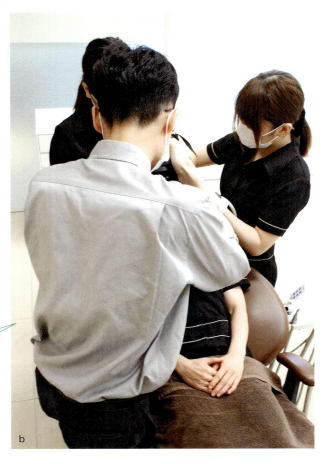

図1a, b　下顎咬合面観は患者の右側から撮影する．フックタイプの口角鉤を下顎の左右犬歯付近にかけ，ミラー後縁を最後臼歯と離し，歯列とミラーの角度を大きくとる．

咬合面観の撮影にあたって

　上下咬合面観の撮影は，患者の協力がもっとも必要な部位であり，ミラーを必ず使用しなければ撮影できない部位でもある．この部位の撮影では，側方面観と同様に，精度の高い規格写真を撮影するために，1人もしくは2人の補助をつける必要があると筆者は考えている．補助が2人の場合は，1人が口角鉤を持ち，もう1人がミラーを持ちつつ，ミラー面がくもらないようにエアーをかける．補助が1人の場合には，患者に口角鉤を持ってもらい，撮影補助はミラー保持とエアーによるくもり防止を受け持つことになる．

咬合面観の撮影ポジション

　下顎の咬合面観撮影時は，患者の右側から撮影する（図1）．
　一方，上顎の咬合面観は，同じく患者の右側から撮影する方法[1~3]と，患者の頭の後ろ（12時の位置）から撮影する方法[4,5]がある．
　患者の右側から撮影する場合には，正面観，側方

Lesson 6 部位別撮影編

■ STEP 1：上顎咬合面観撮影のためのポジショニング

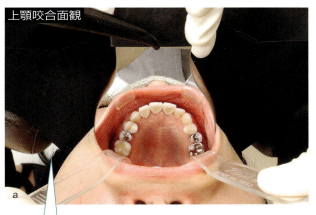

上顎咬合面観

フックタイプの口角鈎を上顎の左右犬歯付近にかけ，ミラー後縁を最後臼歯と離し，歯列とミラーの角度を大きくとる

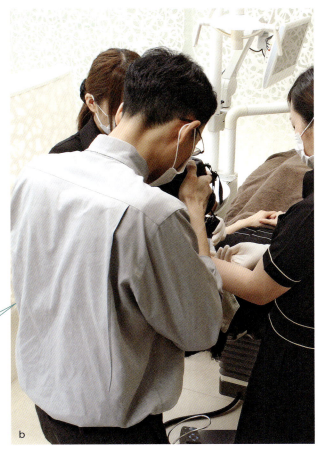

上顎咬合面観は患者の頭の後ろ（12時の位置）から撮影する

図2 a, b　筆者は上顎咬合面観を，患者の頭の後ろ（12時の位置）から撮影している．フックタイプの口角鈎を上顎の左右犬歯付近にかけ，ミラー後縁を最後臼歯と離し，歯列とミラーの角度を大きくとる．

面観を含め，撮影者のポジションが変わらない利点がある．筆者は，口腔内写真を撮り始めた頃から患者の12時の位置で撮影してきたため，この部位だけはポジションを変えている（図2）．

咬合面観の撮影手順

まず，上顎の咬合面観撮影時には左右の上顎犬歯付近，下顎であれば左右の下顎犬歯付近にフックタイプの口角鈎をかけ，エアーで歯面や歯肉の水分を飛ばしながら，サクションや排唾管で唾液を吸引する（図3）．

次に，軽く開口している状態でミラーを口腔内に入れ，その後に最大開口してもらい，撮影する．下顎の場合，舌が咬合面の上に乗ってしまうことがあるので，その場合には患者に舌を持ち上げてもらいながらミラーを口腔内に挿入し，舌を排除して撮影するとよい．なお，撮影倍率は1/2倍で，ピントを合わせる位置は第二小臼歯もしくは第一大臼歯の咬合面である（図4）[1〜3]．ただし，歯列が大きく，1/2倍の撮影倍率では歯列の一部が切れてしまう場合には，倍率を調整して歯列全体が収まるようにする．この部位の撮影は，大きな咬合面撮影用のミラーを口腔内に入れ，最大開口をしてもらわなければならないので，事前の説明や撮影中の心配り，手早い撮影が求められる．

■ STEP 2：口腔内の唾液を排除

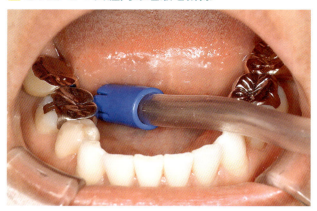

図3　ミラーを口腔内に入れる前に，エアーで歯面等の水分を飛ばしつつ，サクションや排唾管で唾液を吸引しておく．

■ STEP 3：第二小臼歯もしくは第一大臼歯の咬合面にピントを合わせて撮影[1〜3]

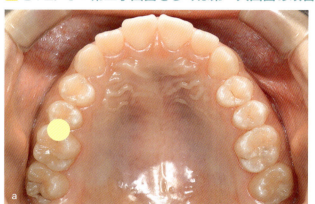
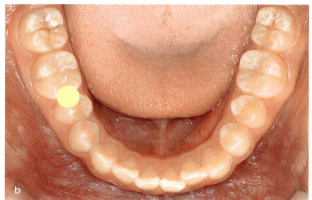

図4 a, b　ピントは第二小臼歯もしくは第一大臼歯の咬合面で合わせる．

咬合面観写真のチェックポイント

撮影した咬合面観写真のチェックすべきポイントとして大切なのは，歯列の正中が写真の中央に位置づけられていることである（図5）[6]．また，実際の被写体が写り込んでいないこと，咬合面がなるべく真上から撮影されていること，広範囲にピントが合っていること，唾液の処理がなされていること，下顎では舌が咬合面の上に乗っていないこと，なども大切なポイントである．

咬合面が真上から撮影されている場合，通常の歯列であれば，前歯の唇面は見えない．また，咬合面観写真で観察すべき歯列の左右対称性や左右犬歯の位置や角度なども，このような規格性があってはじめて確認できる[7〜14]．

咬合面観のミラー撮影のコツ

その1：ミラー後縁は最後臼歯から離す

ミラーを使った咬合面観の撮影にもコツがあり，その1つ目は，ミラー後縁をなるべく最後臼歯から離すことである．ミラー後縁が歯列に近いと，実際の被写体が写真に写り込んでしまう（図6 a, b）．ミラーと最後臼歯との距離を離すことで，この写り込みを回避することができる（図6 c, d）．

Lesson 6 部位別撮影編

お手本！ ■規格性のある咬合面観写真[6]

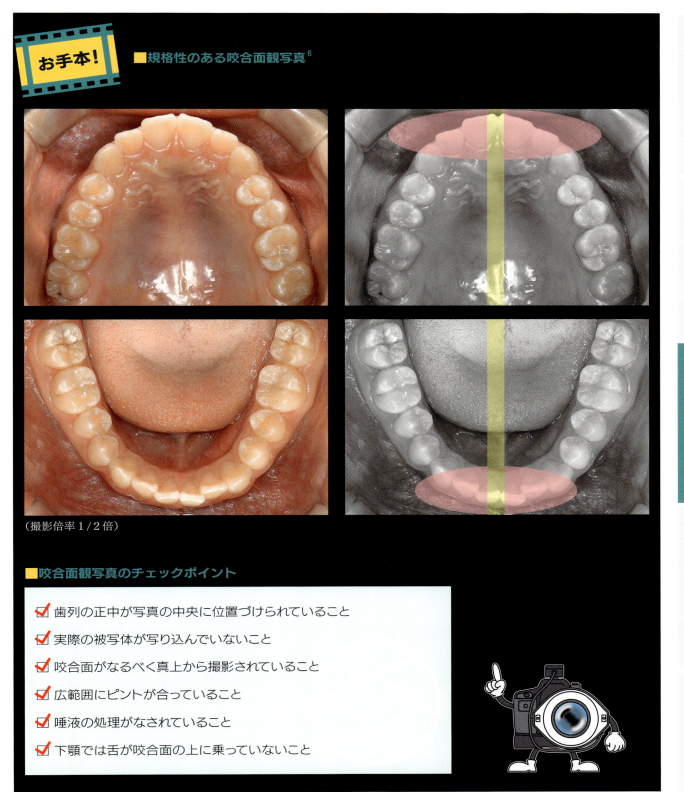

（撮影倍率1/2倍）

■咬合面観写真のチェックポイント

- ☑ 歯列の正中が写真の中央に位置づけられていること
- ☑ 実際の被写体が写り込んでいないこと
- ☑ 咬合面がなるべく真上から撮影されていること
- ☑ 広範囲にピントが合っていること
- ☑ 唾液の処理がなされていること
- ☑ 下顎では舌が咬合面の上に乗っていないこと

図5　正中が写真中央に位置づけられ，通常の歯列であれば，前歯の唇面が見えないこと．下顎では，舌が咬合面の上に乗って歯列を隠してしまわないように気をつける．咬合面観は開口量など個人差があるため，最後臼歯が入らないこともあるが，可及的に写す努力を心がけたい．

ミラー撮影のコツ

■ミラー後縁は最後臼歯から離す

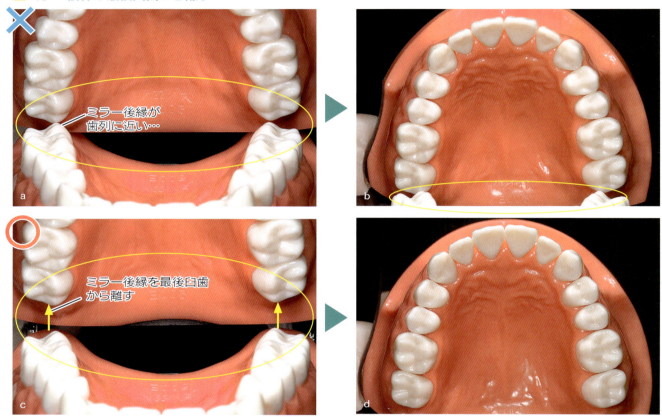

図6a〜d　ミラー後縁を最後臼歯から離すことで，実際の被写体が写真に写り込むことを回避できる．

その2：歯列とミラーの角度は大きくする[1〜3]

コツの2つ目は，歯列とミラーの角度を大きくすることである．この角度が小さい場合（図7a），最後臼歯まで写そうとすると前方から斜めに撮影された写真となり（図7b），咬合面をなるべく正面から撮影しようとすると，実際の被写体が写り込んでしまう（図7c）．

図8のように歯列とミラーの角度を大きくすれば，実際の被写体の写り込みを防ぎながら，咬合面をほぼ正面から撮影でき，ピントも全体的に合いやすくなる．

その3：撮影直前の声かけ

さらにきれいな規格写真を撮るためのコツがある．それは撮影直前の声かけである．ミラーを口腔内に入れて構図やピントを確認していると，その間にどうしても患者の口は少しずつ閉じてきてしまう．そこで，構図とピントをチェックしてシャッターを押す直前に「はい！　大きくお口を開けて」「もう一度頑張ってお口を開けて！」と声かけをし，患者が最大開口した瞬間にシャッターを押すと，咬合面を真上からとらえた写真を撮影することができる．ここでのポイントは大きな声でポンと勢いよく声かけすること．たったこれだけのことで写真のグレードが上がるので，ぜひ試していただきたい．

Lesson 6 部位別撮影編

■ 歯列とミラーの角度が小さいと，こんな写真に…[1～3]

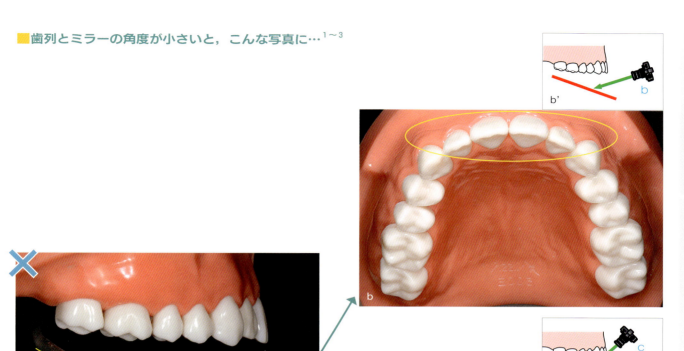

図7 a～c'　歯列とミラーの角度が小さい場合，最後臼歯まで写そうとすると前方から斜めに撮影された写真となり（b），咬合面をなるべく正面から撮影しようとすると，実際の被写体が写り込んでしまう（c）．

■ 歯列とミラーの角度は大きく

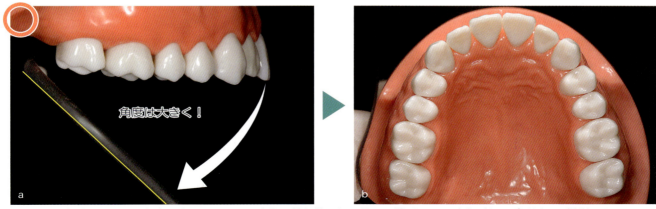

図8 a, b　歯列とミラーの角度を大きくすると，実際の被写体の写り込みを防ぎつつ，咬合面をほぼ正面から撮影でき，ピントも全体的に合いやすくなる．

咬合面観のミラー撮影のまとめ

ミラー後縁を最後臼歯から離し，歯列とミラーの角度を大きく！

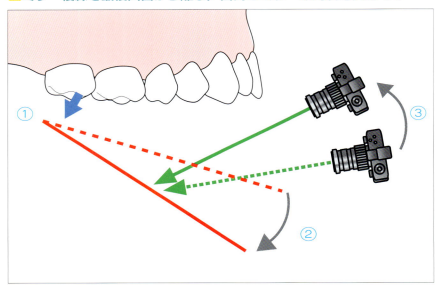

図9　ミラー後縁を最後臼歯から離し（①），歯列とミラーの角度を可能な限り大きくとり（②），被写体が写り込まないギリギリの角度でミラーに写った咬合面を正面から撮影する（③）．カメラをミラーに直角に向けようとしすぎると，実際の前歯が写り込んでしまうので要注意．下顎も同様である．

舌に注意

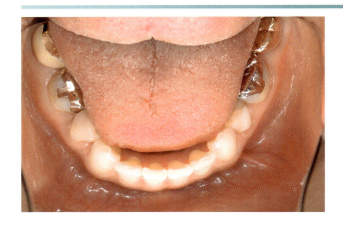

図10　下顎では，舌が咬合面を隠してしまうことがあるので，舌を持ち上げてもらって排除してから撮影したほうがよい場合がある．

咬合面観のミラー撮影のまとめ

　図9に撮影の手順①〜③を示す．実際の撮影時には，ミラー後縁を最後臼歯から離しつつ（①），歯列とミラーの角度を可能な限り大きくとり（②），被写体が写り込まないギリギリの角度で咬合面を正面から撮影すると（③），きれいな規格写真が得られる．

　なお，下顎撮影時において，舌が咬合面を隠してしまうことがあるので，そのときには舌を持ち上げてもらって排除してから撮影する（図10）．

　これらのコツを知っていれば，撮影した写真の問題点と，それをいかに修正すれば規格性のある写真になるかがわかるようになる．

咬合面観のよくある失敗例

　図11〜14に咬合面観撮影においてよくある失敗例を紹介する．自分で撮影した写真とよく見比べて，

Lesson 6 部位別撮影編

よくありがちな失敗例

■改善前後を見比べてみよう（図11）

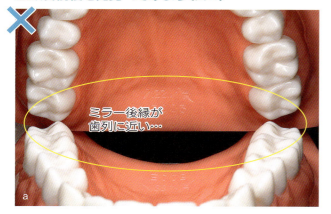
a ミラー後縁が歯列に近い…

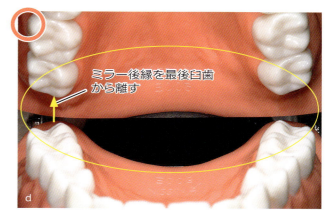
d ミラー後縁を最後臼歯から離す

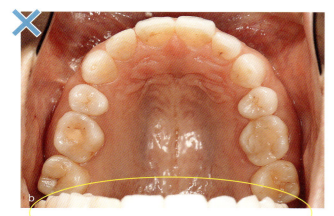
b

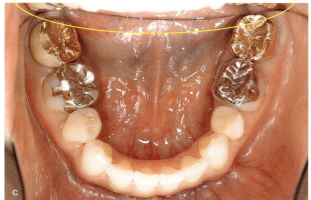
c

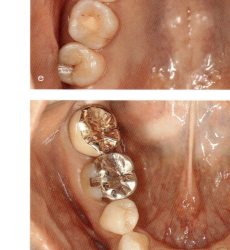
e / f

> **ここがBAD！**
> 図11a〜cはミラー後縁と歯列が近く，実際の歯列が写り込んでいる．

> **ここがGOOD！**
> 図11d〜fはミラーと最後臼歯との距離を離すことで，被写体の写り込みを回避している．

成功例・失敗例で学ぶ　規格性のある口腔内写真撮影講座

■ミラーと歯列の角度が小さいと，こんな写真に…（図12）

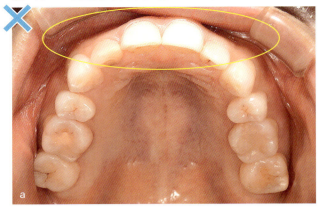
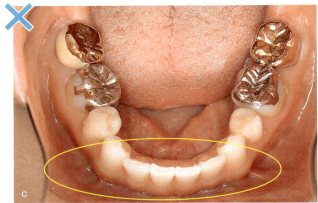
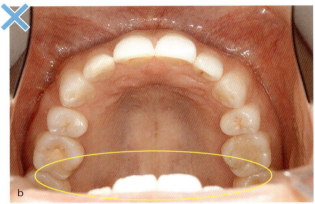
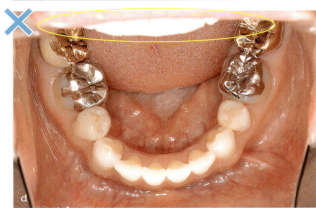
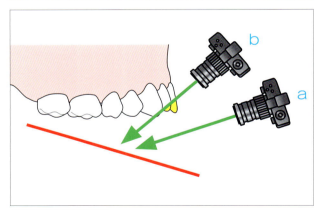
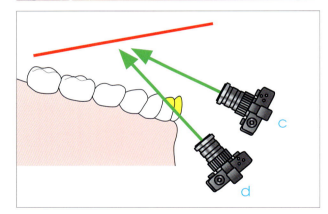

> **ここがBAD！**
>
> ミラーと歯列の角度が小さい場合，最後臼歯まで写そうとすると前方から斜めに撮影することになり，前歯の唇面が写ってしまう（a, c）．また，咬合面を正面から撮影しようとすると，実際の被写体が写り込んでしまう（b, d）．改善後の見本例は図11e, f を参照いただきたい．

Lesson 6　部位別撮影編

■ 斜めからの撮影（図13）

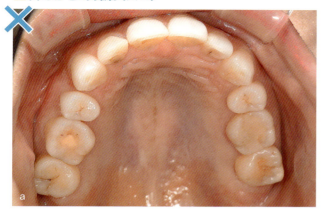
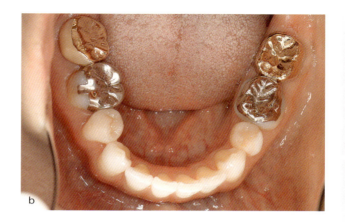

> **ここがBAD！**
> 咬合面を真上からではなく，斜めから撮影してしまっている．これでは歯列の左右対称性や左右犬歯の位置などを確認できない[7～14]．

■ 歯列は写真の真ん中に（図14）

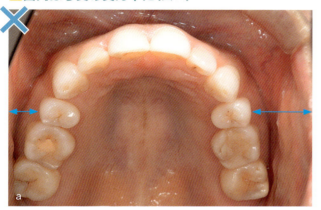
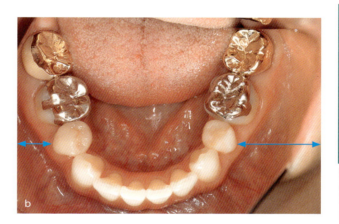

> **ここがBAD！**
> 歯列の正中が写真の中央に位置づけられていない．

どこを改善すればよりよい規格写真になるのかを考えてほしい．

Lesson 6-3 のまとめ

咬合面観の撮影では必ずミラーを使わなければならず，患者の理解と協力も必要で難易度が高い．ただ，ミラー撮影のコツを知り，掲載している失敗写真・見本写真と自身の写真をよく見比べて修正点がわかれば，意外と簡単に規格性のとれた写真を撮影できるようになる．

Lesson 6-4
臼歯部口蓋側(舌側)面観撮影法

■臼歯部口蓋側(舌側)面観撮影で使用するミラーと口角鈎

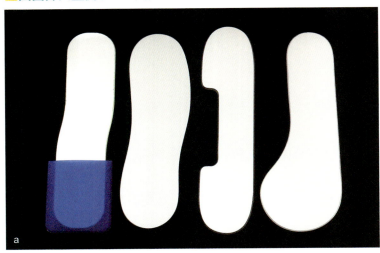

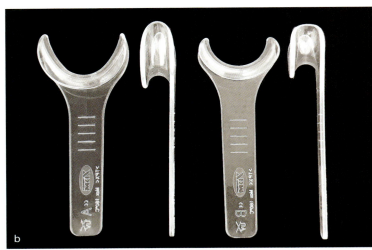

図1 a, b　臼歯部口蓋側(舌側)撮影用のミラーはさまざまなデザイン，サイズのものが販売されている．幅が広いものと狭いものの2種類は用意したい(a)．口角鈎は通常タイプのものを用いる(b：口角鈎A・B, YDM)．

臼歯部口蓋側(舌側)面観の撮影にあたって

　臼歯部口蓋側(舌側)面観の撮影は，必ずミラーを用いなければならず，最大開口や舌をよけたりなど患者の協力も必要で，難易度が高い．

　ただし，この部位のミラー撮影のコツは，側方面観や咬合面観とまったく同じである．

　この部位はミラーを使用するので，補助が2人もしくは1人いたほうが撮影しやすい．補助が2人つけられる場合は，1人がミラー保持とエアーによるくもり止めを担当し，もう1人が口角鈎を持つ．補助が1人の場合は患者に口角鈎を持ってもらう．

臼歯部口蓋側(舌側)面観で使用するミラーと口角鈎

　臼歯部の口蓋側(舌側)撮影用ミラーはさまざまな

Lesson 6 部位別撮影編

■ STEP 1：臼歯部口蓋側（舌側）面観の撮影ポジショニング

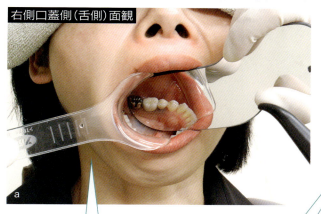
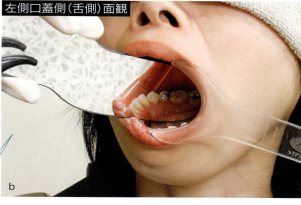
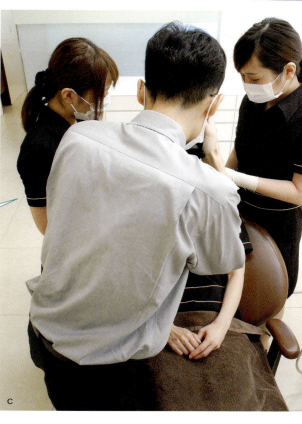

右側の撮影時には患者の顔を正面に向ける

左側の撮影時には患者の顔を右に向ける

臼歯部口蓋側（舌側）面観は患者の右側で撮影する

図2 a, b　臼歯部口蓋側（舌側）面観は，患者の右側で，右側の撮影時には患者は正面を向き，左側の撮影時には顔を右側に傾けてもらったほうが撮影しやすい．

デザイン，サイズのものが入手可能である（図1 a）．幅の広いミラーのほうが縁の写り込みを防げるが，開口量の小さな患者の場合には撮影が困難なので，幅が広いものと狭いものを使い分けるとよい．また，口角鉤は通常タイプのものを用いる（図1 b）．

臼歯部口蓋側（舌側）面観の撮影ポジション

　臼歯部口蓋側（舌側）面観の撮影ポジションは，患者の右側で，右側の撮影時には患者に正面を向いてもらい，左側の撮影時には顔を右に傾けてもらったほうが撮影しやすい（図2）．

STEP 2：口腔内の唾液を排除

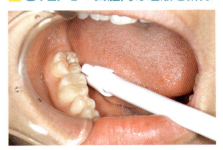

図3　ミラーを口腔内に入れる前に，エアーで歯面等の水分を飛ばし，サクションや排唾管で唾液を吸引しておく．

STEP 3：第一大臼歯もしくは第二小臼歯付近にピントを合わせて撮影[1〜3]

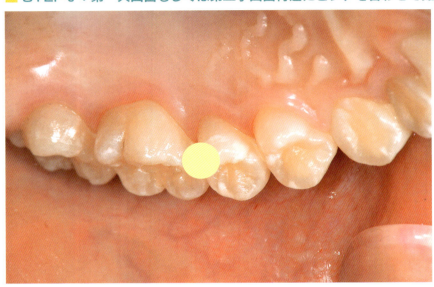

図4　ピントは第一大臼歯もしくは第二小臼歯付近で合わせる．

臼歯部口蓋側（舌側）面観の撮影手順

まず撮影側に口角鉤をかけ，エアーで唾液を飛ばした後にミラーを口腔内に挿入する（図3）．このとき，ミラーと歯で口唇を挟むことがあるので，注意が必要である．

つづいて，ピント合わせであるが，第一大臼歯もしくは第二小臼歯付近に合わせるとよい（図4）[1〜3]．なお，撮影倍率は通常1/1.2倍で撮影している．

臼歯部口蓋側（舌側）面観写真のチェックポイント[1〜4]

撮影した臼歯部口蓋側（舌側）面観写真のチェックすべきポイントとして重要なのは，歯列が写真の中央に位置づけられていることである．また，実際の被写体である歯やミラーの縁，下顎では舌が写り込んでいないこと，口蓋側面・舌側面が正面から撮影されていること，広範囲にピントが合っていること，唾液の処理がなされていることなども大切なポイントである（図5）．

Lesson 6　部位別撮影編

お手本！ ■規格性のある臼歯部口蓋側（舌側）面観写真[1〜4]

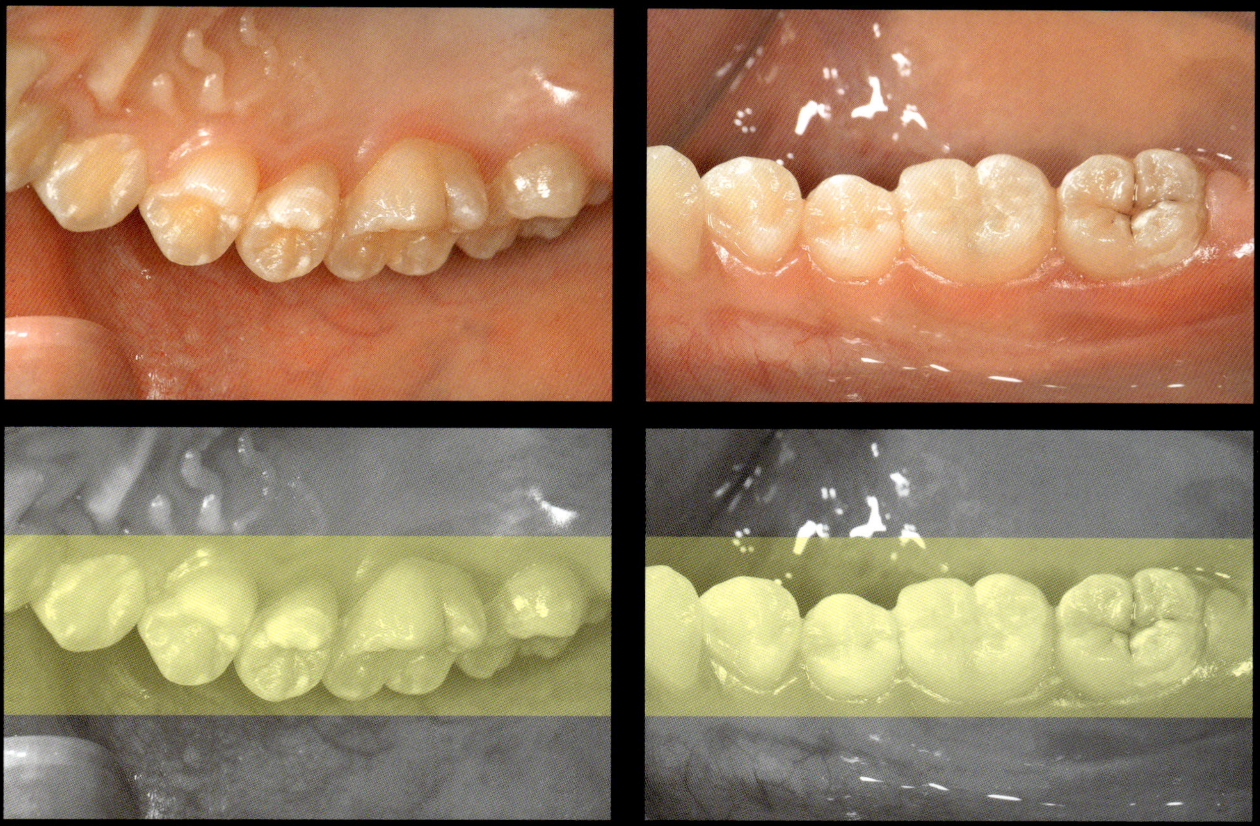

（撮影倍率 1/1.2倍）

■ 臼歯部口蓋側（舌側）面観写真のチェックポイント

- ☑ 歯列が写真の中央に位置づけられていること
- ☑ 実際の歯やミラーの縁が写り込んでいないこと
- ☑ 下顎では舌が写り込んでいないこと
- ☑ 口蓋側面・舌側面が正面から撮影されていること
- ☑ 広範囲にピントが合っていること
- ☑ 唾液の処理がなされていること

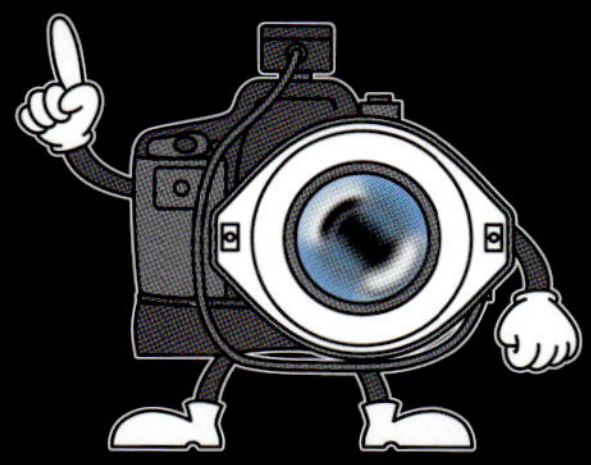

図5　咬合に大きな問題がない場合，歯列が写真の中央に位置づけられていることが大切である．

成功例・失敗例で学ぶ　規格性のある口腔内写真撮影講座

臼歯部口蓋側（舌側）面観のミラー撮影のコツ[1,2,4]

口蓋側は歯列とミラーの縁をなるべく平行にして口蓋側面を正面からとらえる

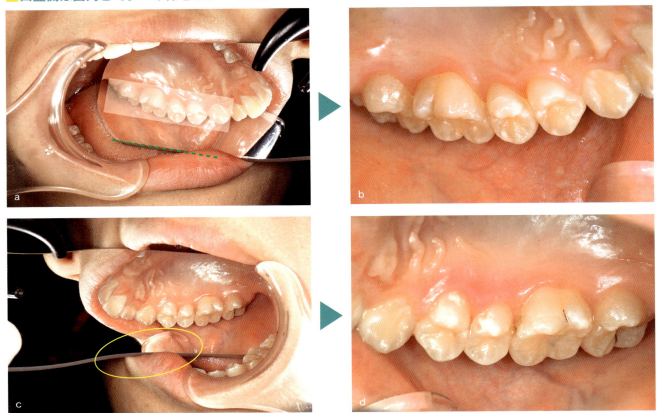

図6a〜d　ミラーの角度を調整して歯列とミラーの縁がなるべく平行になるようにし（緑色点線），口蓋側面を正面からとらえて撮影する．この時，右側の撮影時は患者の顔は正面に，左側の撮影時には患者の顔を右側に傾けてもらうと撮影しやすい．なお，ミラーの縁と歯で口唇を挟みやすいので，とくに注意する（黄色囲み）．

臼歯部口蓋側（舌側）面観の
ミラー撮影のコツ

その1：歯列とミラーの縁をなるべく並行にする

　臼歯部口蓋側（舌側）面観におけるミラー撮影にもコツがある．1つ目は，ミラーの角度を調整して歯列とミラーの縁がなるべく並行になるようにすることである．さらに歯軸に対するミラーの角度を調整することで，写真の中央に歯列を位置づけ，口蓋側・舌側ともに正面からとらえた構図で撮影することができる（図6，7）．

その2：ミラー後縁を歯列から離す

　コツの2つ目は，上下顎臼歯部ともにミラー後縁を歯列から離すことである．ミラー後縁が歯列に近いと，必ず実際の歯が写り込んでしまう（図8）．

　図9のように，ミラー後縁を離すことで，実際の歯の写り込みを防ぐ．

その3：歯列とミラーの角度は大きくする

　コツの3つ目は，ミラーと歯列の角度を大きくすることで，そうやって撮影すると，臼歯の口蓋側（舌側）を正面からとらえた写真が得られる．具体的には，

Lesson 6　部位別撮影編

■ 舌側も歯列とミラーの縁をなるべく平行にして舌側面を正面からとらえる

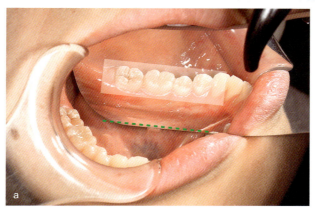
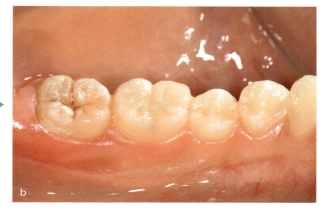
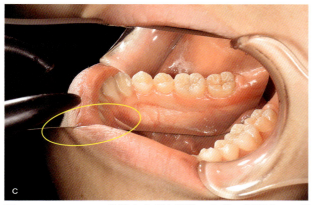
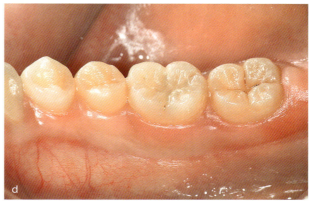

図7 a〜d　ミラーの位置と角度を調整した後に撮影する．患者の顔の向きは，右側では正面，左側では右に傾けてもらうと撮影しやすい．なお，ミラーで舌を排除する時に，力を入れて無理やり押さえると逆に舌に力が入って撮影しにくくなるので，患者に舌の力を抜いてもらう上手な声かけと，手早い撮影が求められる．

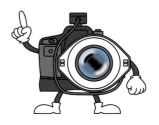

口蓋側（舌側）の撮影では，前歯臼歯ともに，ミラーの縁を咬合面に当てて固定しましょう

ミラーの縁が反対側の小臼歯咬合面にくる角度を目安にするとよい（このとき，ミラーの縁を咬合面に当てて固定する）（図10, 11）[1, 2, 4]．

　図12, 13は，ミラー後縁が歯列に近い場合と，歯列とミラーのなす角度が小さい場合に，実際の口腔内撮影でどのような写真になるかを示している．模型と違って実際の撮影では，患者の開口量や舌の存在などにより，ミラーのポジショニングが難しいケースがある．

その4：ミラーポジショング中の声かけ

　コツの4つ目は，患者に舌の力を抜いてもらうための声かけである．この部位の撮影はミラーで舌を排除しなければならず，力を入れて無理やりおさえると，逆に舌に力が入って撮影しにくくなる．したがって，患者に舌の力を抜いてもらうよう声かけしながら，ミラーのポジショニングをする必要がある（104ページ，コラム参照）．

■ミラー後縁が歯列に近いと，こんな写真に…

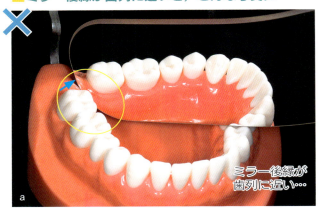
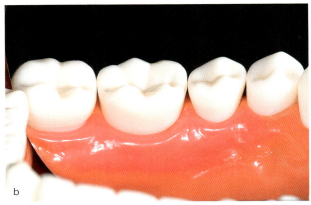

図8a, b　ミラー後縁が歯列に近いと(a)，必ず実際の歯が写り込んでしまう(b)．

■ミラー後縁を歯列から離す

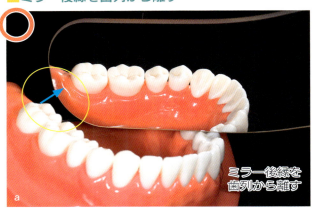
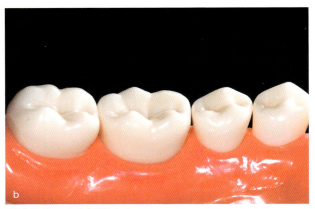

図9a, b　ミラー後縁を歯列から離すことで，実際の被写体が写真に写り込むことを回避する．

コラム
舌が撮影の妨げになる場合の対処法

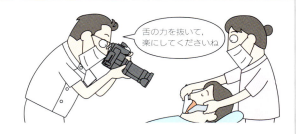

　下顎臼歯部舌側面観の撮影では，ミラーで舌を排除しながら撮影することになるが，力を入れて無理やりおさえると，逆に舌に力が入って撮影しにくくなってしまう．したがって，手早い撮影とともに，患者に舌の力を抜いてもらう声かけが必要となる．
　咬合面観撮影時には大きめの声で勢いよく声かけをするが，患者に舌の力を抜いてもらう時には「舌の力を抜いて，楽にしてくださいね」と優しく穏やかな口調で声かけをする．そのとき，ミラーに力を加えたままよりも，その力を弱めながら声かけをしたほうが，より効果的である．これは印象採得時にトレーを口腔内に入れる時などでも同様で，患者に力を抜いてもらう時には，声かけと同時に，患者に触れる術者の指の力を抜くことがポイントである．

Lesson 6 部位別撮影編

■ 歯列とミラーの角度が小さいと，こんな写真に…

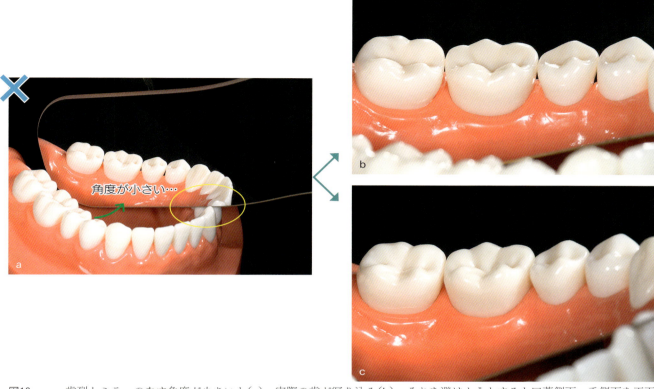

図10a〜c　歯列とミラーのなす角度が小さいと（a），実際の歯が写り込み（b），それを避けようとすると口蓋側面・舌側面を正面からではなく，斜め前方から写すことになってしまう（c）．

■ ミラー後縁を歯列と離して，角度を大きく！

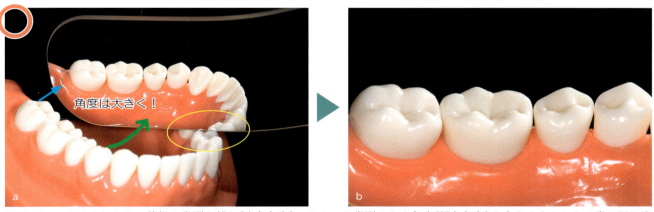

図11a,b　aのようにミラー後縁と歯列を離し（水色矢印），ミラーと歯列のなす角度（緑色矢印）を大きくすることで歯の写り込みを防ぐことができる（b）．具体的にはミラーの縁を反対側の小臼歯咬合面までもってきて撮影するとよい．

105

実際の口腔内撮影では…

■ミラー後縁と歯列が近いと，こんな写真に…

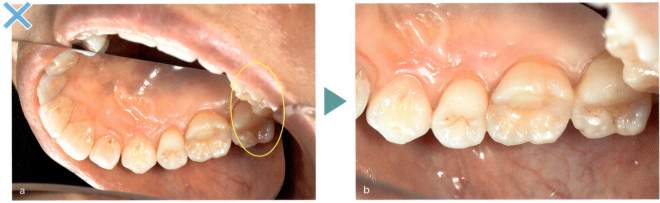

図12a, b　ミラー後縁と歯列が近いと(a)，実際の歯が写り込んでしまう(b)．

■歯列とミラーの角度が小さいと，こんな写真に…

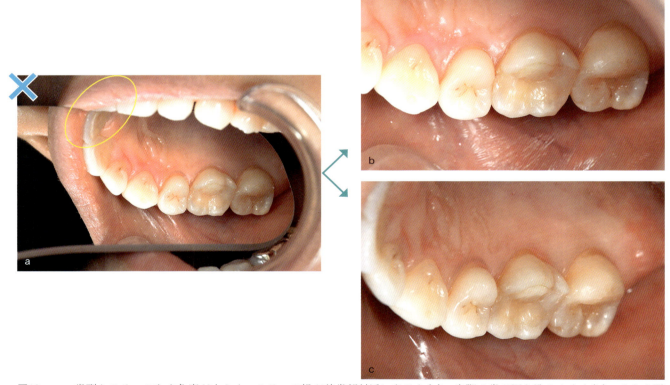

図13a〜c　歯列とミラーのなす角度が小さく，ミラーの縁が前歯部付近にあると(a)，実際の歯が写り込みやすく(b)，それを避けようとすると斜め前方から写すことになってしまう(c)．

Lesson 6 部位別撮影編

臼歯部ミラー撮影のまとめ

■ ミラー後縁を歯列から離し，歯列とミラーの角度を大きく！

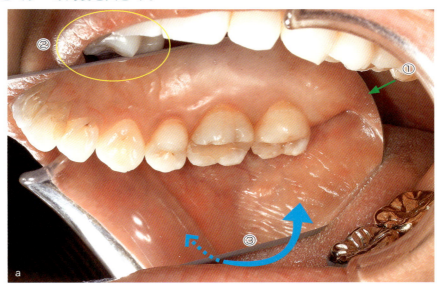

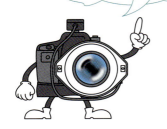

ミラーの縁を反対側の小臼歯咬合面までもってくるとうまく撮影できます

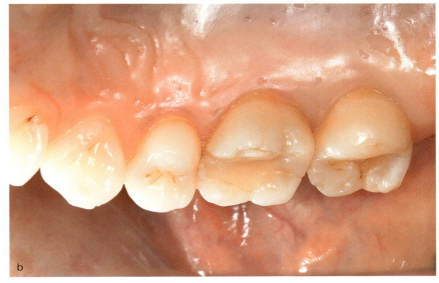

図14a, b　ミラー後縁を歯列から離し（①），歯列とミラーの角度を大きくして，ミラーの縁を反対側小臼歯咬合面に当てて固定し（②），歯列が写真の中央に位置づけられるようにミラーと歯軸のなす角度を調整した後（③），撮影する．bは手順に沿って実際に撮影したもの．

臼歯部口蓋側（舌側）面観のミラー撮影のまとめ

　図14に臼歯部ミラー撮影の手順①～③を示す．ミラー後縁を歯列から離し（①），歯列とミラーの角度を大きくして，ミラーの縁を反対側小臼歯咬合面に当てて固定し（②），歯列が写真の中央に位置づけられるようにミラーと歯軸のなす角度を調整した後（③），撮影する．

よくありがちな失敗例

■歯列が写真の下方に（図15）

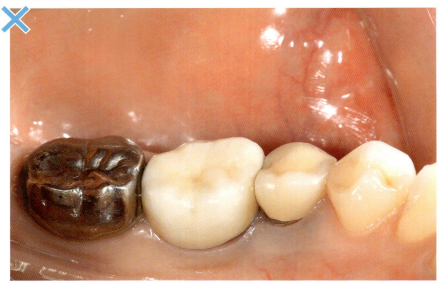

> **ここがBAD！**
> 歯列が写真の下方に位置付けられている．ミラーをもう少し根尖方向へ位置づけて撮影しよう．

■唾液が溜まって見苦しい（図16）

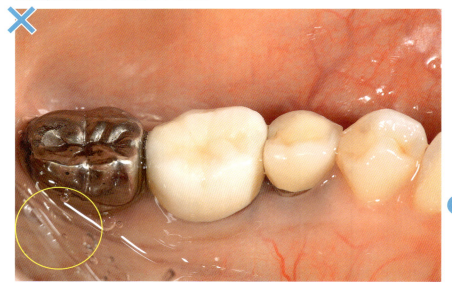

> **ここがBAD！**
> 下顎では，撮影に時間をかけていると唾液が溜まって見苦しい写真になってしまう．

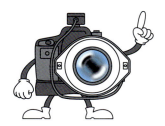

撮影前にしっかり唾液の処理をしたら，なるべく短時間で撮影し終えるようにしましょう

Lesson 6　部位別撮影編

■ 咬合面が見え過ぎ（図17）

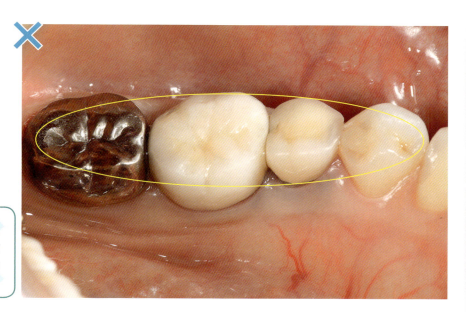

ここがBAD！
咬合面が見え過ぎている．ミラーと歯軸の角度を調整して，舌側面がもう少し見えるように撮影するようにしよう．

■ ミラーの縁の写り込み（図18）

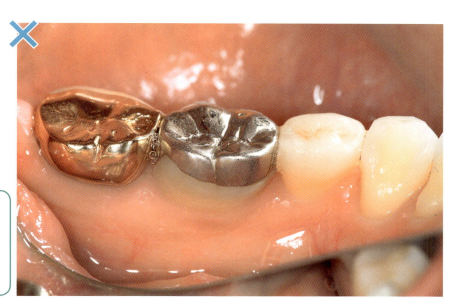

ここがBAD！
ミラーの挿入角度が悪く，ミラーの縁が写り込んでいる．ミラーの縁とミラーに写った歯列がなるべく平行になるように位置づけて撮影するとよい．

臼歯部口蓋側（舌側）面観のよくある失敗例

　図15〜18に臼歯部口蓋側（舌側）面観においてよくある失敗例をいくつか紹介する．どんなところに気をつけたらいいのか，考えるヒントにお役立ていただきたい．

Lesson 6-4 のまとめ

　実際の臼歯部口蓋側（舌側）面観撮影では，頬や口唇の存在，開口量などの条件により，実際の歯やミラーの縁を写さないミラーのポジショニング決めが難しいことがあるので，コツがつかめるまでしっかり練習してほしい．

Lesson 6-5
前歯部口蓋側（舌側）面観撮影法

前歯部口蓋側（舌側）面観撮影で使用するミラーと口角鈎

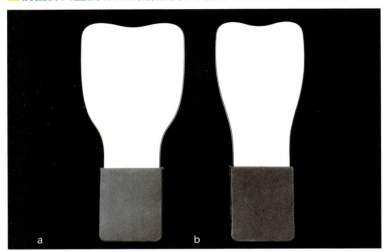
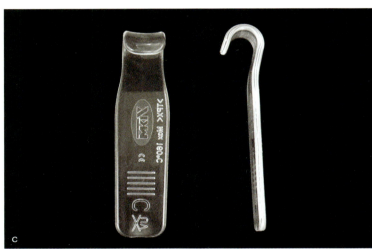

図1 a～c 前歯部口蓋側（舌側）面観の撮影では，咬合面観撮影用のミラー（a：ウルトラブライトデンタルミラーNo.17，デンタルテクニカ）をそのまま用いることもできるが，幅の小さいサイズのミラー（b：同上 No.12）のほうが患者は楽である．また，口角鈎はフックタイプを用いる（c：口唇排除用フック，YDM）．

前歯部口蓋側（舌側）面観の撮影にあたって

　前歯部口蓋側（舌側）面観の撮影は，ミラー後縁を咬合面に当てて固定できるので，比較的容易である．
　前歯部口蓋側（舌側）は臼歯部同様，ミラーを使用するので，補助が2人もしくは1人いたほうが撮影しやすい．補助が2人つけられる場合は，1人がミラー保持とエアーによるくもり止めを担当し，もう1人が口角鈎を持つ．補助が1人の場合は患者に口角鈎を持ってもらうことになる．

前歯部口蓋側（舌側）面観で使用するミラーと口角鈎

　前歯部口蓋側（舌側）面観の撮影では，咬合面観撮影用ミラー（図1a）をそのまま用いることもできるが，幅の小さいサイズ（図1b）のほうが患者は楽で

Lesson 6 部位別撮影編

■ STEP 1：上顎前歯部口蓋側面観の撮影ポジショニング

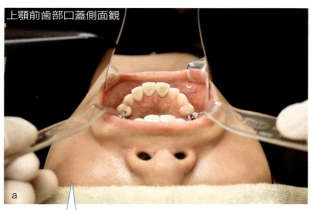

フックタイプの口角鈎を上顎の左右犬歯付近にかけ，ミラー後縁を上顎大臼歯面に当てて固定しながら，歯列との角度を大きくとる．

前歯部口蓋側面観は患者の右側，もしくは頭の後ろ（12時の位置）から撮影する

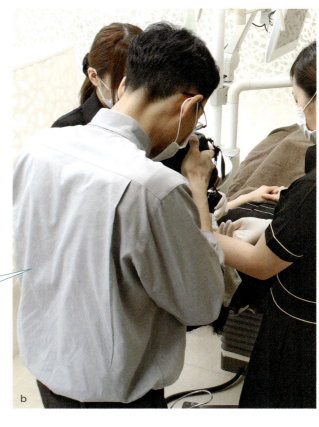

図2 a, b　上顎前歯部口蓋側面観は患者の右側，もしくは頭の後ろ（12時の位置）から撮影する．フックタイプの口角鈎を上顎の左右犬歯付近にかけ，ミラー後縁を上顎大臼歯面に当てて固定し，歯列との角度を大きくとって撮影する．

ある．口角鈎はフックタイプを用いる（図1c）．

前歯部口蓋側（舌側）面観の撮影ポジション

上顎前歯部口蓋側面観は，患者の右側，もしくは頭の後ろ（12時の位置）から撮影する（図2）．

一方，下顎前歯部舌側面観は，患者の右側で撮影する（図3）．

前歯部口蓋側（舌側）面観の撮影手順

上顎前歯部口蓋側面観ではフックタイプの口角鈎を左右の上顎犬歯付近に，下顎前歯部舌側面観では左右の下顎犬歯付近にかけ，エアーで唾液を飛ばした後にミラーを口腔内に挿入する（図4）．

つづいて，ピント合わせであるが，側切歯もしくは犬歯付近に合わせるとよい（図5）[1〜3]．なお，撮影倍率は通常1/1.2倍で撮影している．

前歯部口蓋側（舌側）面観写真のチェックポイント[2〜4]

前歯部口蓋側（舌側）面観写真のチェックすべきポイントは，通常の歯軸の歯列であれば唇面が見えていないことである．もし唇面が見えているのであれば，ミラーと咬合面のなす角度が小さいことを意味

■ STEP 1：下顎前歯部舌側面観の撮影ポジショニング

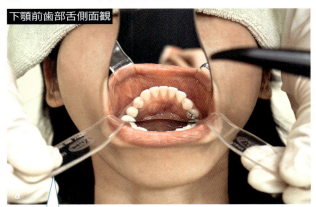

フックタイプの口角鈎を左右の下顎犬歯付近にかけ，ミラー後縁を下顎大臼歯面に当てて固定しながら，歯列との角度を大きくとる．

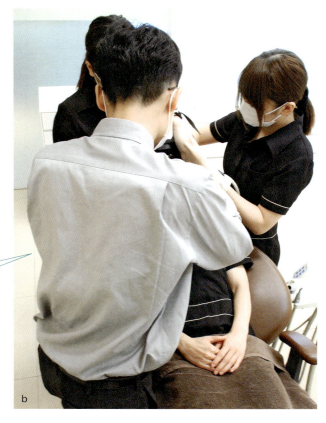

前歯部舌側面観は患者の右側で撮影する

図3 a, b　下顎前歯部舌側面観は患者の右側で撮影する．フックタイプの口角鈎を下顎の左右犬歯付近にかけ，唾液の処理後にミラーを口腔内に挿入し，ミラー後縁を下顎大臼歯面に当てて固定しながら歯列との角度を大きくとり，撮影する．このとき，舌が前歯の舌面や歯肉を隠していなければ，無理に舌を持ち上げて撮影しなくてもよい．

■ STEP 2：口腔内の唾液を排除　　■ STEP 3：側切歯もしくは犬歯付近にピントを合わせて撮影[1～3]

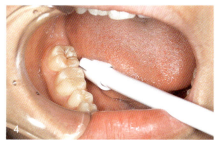

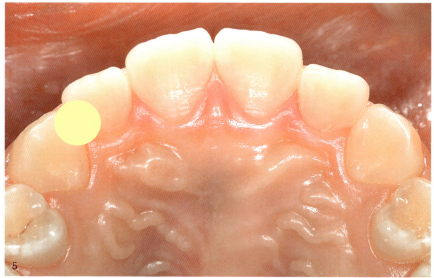

図4　ミラーを口腔内に入れる前に，エアーで歯面等の水分を飛ばし，サクションや排唾管で唾液を吸引しておく．
図5　ピントは側切歯もしくは犬歯付近で合わせる．

する．また，正中が写真の中央にあること，実際の被写体である歯やミラーの縁が写り込んでいないこと，口蓋側面・舌側面が正面から撮影されていること，下顎であれば舌が舌面を隠していないこと，広範囲にピントが合っていること，唾液の処理がなされていることなども大切なポイントである（図6）．

Lesson 6 部位別撮影編

お手本！ ■規格性のある前歯部口蓋側（舌側）面観写真[2〜4]

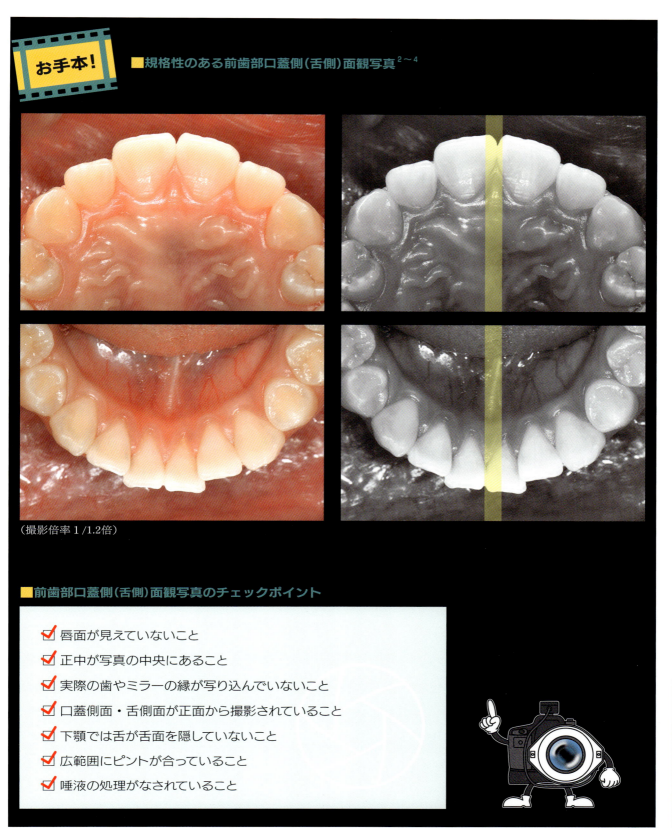

（撮影倍率 1/1.2倍）

■前歯部口蓋側（舌側）面観写真のチェックポイント

- ☑ 唇面が見えていないこと
- ☑ 正中が写真の中央にあること
- ☑ 実際の歯やミラーの縁が写り込んでいないこと
- ☑ 口蓋側面・舌側面が正面から撮影されていること
- ☑ 下顎では舌が舌面を隠していないこと
- ☑ 広範囲にピントが合っていること
- ☑ 唾液の処理がなされていること

図6　歯軸に大きな問題がない場合，唇面は見えない．

前歯部口蓋側（舌側）面観のミラー撮影のコツ

■口蓋側はミラー後縁を上顎大臼歯の咬合面に当てて固定する

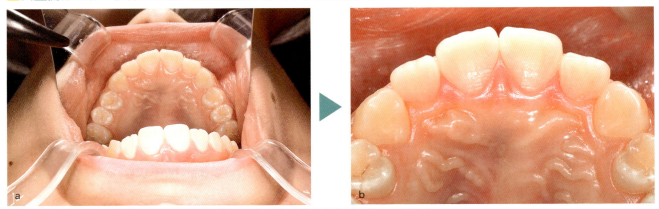

図7a, b　上顎前歯部口蓋側面観はミラー後縁を上顎大臼歯の咬合面に当てて固定する．

■舌側もミラー後縁を下顎大臼歯の咬合面に当てて固定する

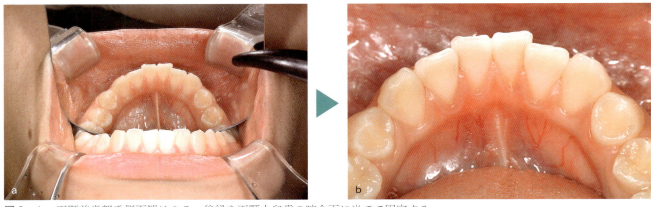

図8a, b　下顎前歯部舌側面観はミラー後縁を下顎大臼歯の咬合面に当てて固定する．

前歯部口蓋側（舌側）面観の ミラー撮影のコツ

その1：ミラー後縁を咬合面に当てて固定する

　前歯部口蓋側（舌側）面観のミラー撮影にもコツがあり，そのひとつはミラー後縁を大臼歯面の咬合面に当てて固定する（図7）．

　一方，前歯部舌側面観は，ミラー後縁を下顎大臼歯面の咬合面に当てて固定する．このように前歯部のミラー撮影は他の部位と異なり，ミラー後縁を咬合面に当てて固定できるので，撮影は容易である．なお，前歯部舌側面観を撮影する際，舌が前歯の舌面や歯肉を隠していなければ，無理に舌を持ち上げて撮影しなくてもよい（図8）．

Lesson 6 部位別撮影編

■咨合面とミラーの角度が小さいと，こんな写真に…

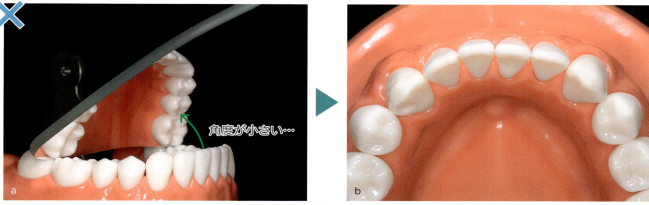

図9 a, b 咬合面とミラーの角度が小さいと(a)，切端や唇面が写ってしまう(b).

■歯列とミラーの角度は大きく

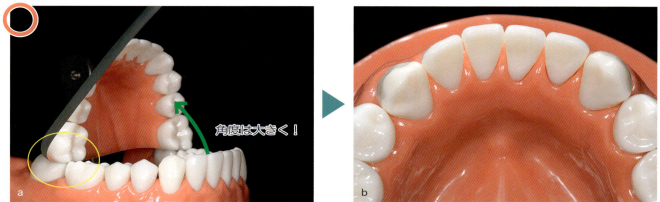

図10 a, b できるだけ咬合面とミラーの角度を大きくして(緑色矢印)，口蓋側面・舌側面がしっかり写るようにする．なお，この部位の撮影ではミラーの後縁を咬合面(第一大臼歯付近)に当てて固定する．

その2：歯列とミラーの角度は大きくする

　もうひとつのミラー撮影のコツは，上下顎ともにミラーと咬合面のなす角度を大きくすることである．咬合面とミラーの角度が小さいと，切端や唇面が写ってしまう(図9)．

　図10のように，できるだけ咬合面とミラーの角度を大きくして，口蓋側面・舌側面がしっかり写るようにするとよい．

　図11はミラーの角度を変えて実際に口腔内を撮影したものである．上下の図を見比べてみるとわかるようにほんの少しの角度の違いで口蓋側(舌側)面がしっかり写るようになる．

成功例・失敗例で学ぶ　規格性のある口腔内写真撮影講座

実際の口腔内撮影では…

■改善前後を見比べてみよう

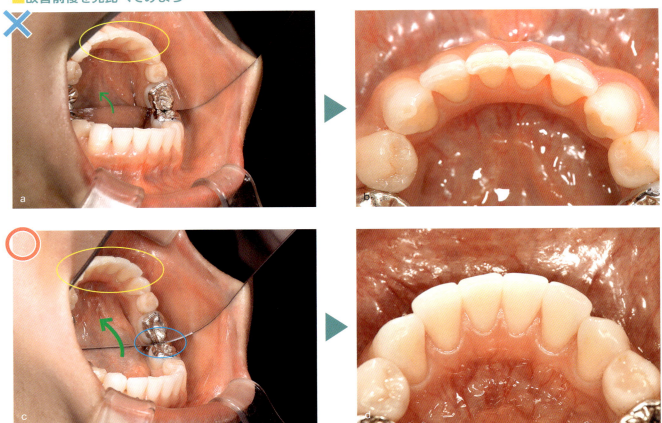

図11a～d　上下の図を見比べるとわかるようにほんの少しの角度の違いで口蓋側（舌側）面がしっかりと写るようになる．この部位の撮影では，例外的にミラー後縁を咬合面（第一大臼歯付近）に当て固定して撮影する．

前歯部口蓋側（舌側）面観のミラー撮影のまとめ

　図12に前歯部ミラー撮影の手順①～③を示す．ミラー後縁を第一大臼歯付近の咬合面に当てて固定し（①），咬合面とミラーの角度を大きくして（②），口蓋側面・舌側面がしっかり写るように撮影する．このとき，フックタイプの口角鈎で口唇を広げるようにすると（③），被写体の背景が粘膜面だけになって余計なものが写らず，きれいな写真が得られる．

Lesson 6 部位別撮影編

前歯部ミラー撮影のまとめ

■ 歯列とミラーの角度は大きく口蓋側面・舌側面がしっかり写るように！

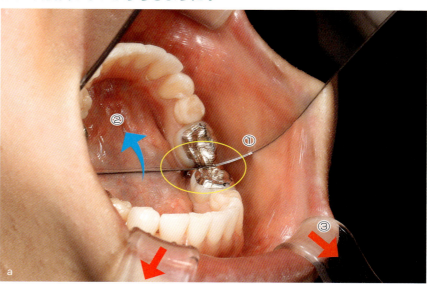

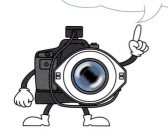

フックタイプの口角鉤で口唇を広げるようにすると，歯の背景が粘膜面だけとなり，余計なものが写らず，きれいな写真が得られます

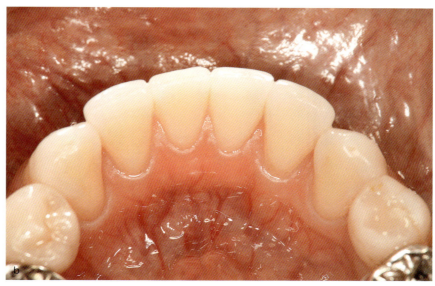

図12a, b　ミラーの後縁を第一大臼歯付近の咬合面に当てて固定し(①)，咬合面とミラーの角度を大きくして(②)，口蓋側面・舌側面がしっかり写るように撮影する．このとき，フックタイプの口角鉤で口唇を広げるようにすると(③)，被写体の背景が粘膜面だけになって余計なものが写らず，きれいな写真が得られる．bは手順に沿って実際に撮影したもの．

前歯部口蓋側（舌側）面観のよくある失敗例

図13～16に前歯部口蓋側（舌側）面観においてよくある失敗例をいくつか紹介する．どんなところに気をつけたらいいのか，考えるヒントにお役立ていただきたい．

口蓋側（舌側）面観写真の並べ方

口蓋側（舌側）面観写真の並べ方には2種類ある．ひとつは図17のように口腔内を直接のぞき込んで見た時と同じように並べる配置[1]で，もうひとつは図18のようにデンタルエックス線写真に準じて並べる配置[2〜4]である．

よくありがちな失敗例

■斜めからの撮影（図13）

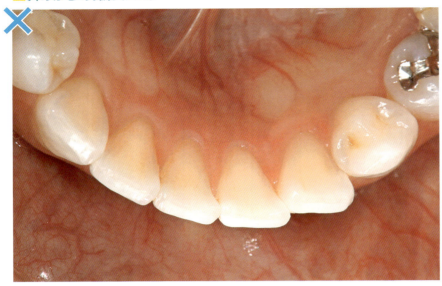

ここがBAD！

歯列を正面からではなく，斜めから撮影している．ミラーと歯列の角度，カメラの向きに気をつけよう．

■歯列が写真の下方に（図14）

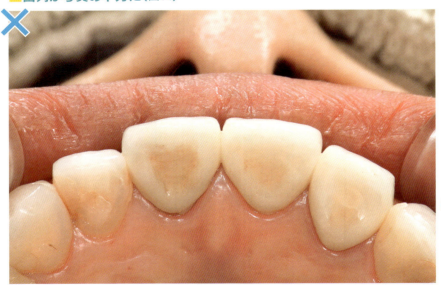

ここがBAD！

歯列が写真の下方に位置づけられている．また，鼻などの余計なものが写り込んでいる．

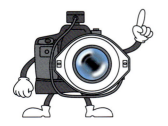

口角鉤で口唇を歯列から離すようにすると，鼻などの余計なものが写らないスッキリとした写真になります

■舌が前方にきて歯や歯肉を隠してしまう（図15）

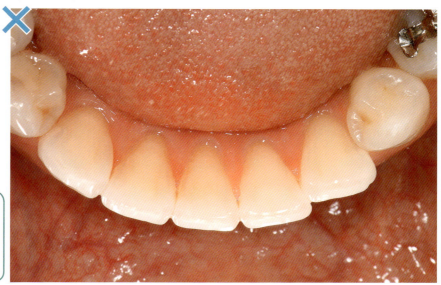

ここがBAD！
下顎では舌が前方にきて歯や歯肉を隠してしまう場合がある．その時には舌を上方へよけてもらって撮影しよう．

■実際の歯の写り込み（図16）

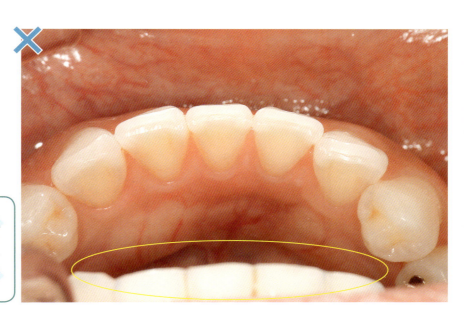

ここがBAD！
実際の歯が写り込んでいる．これは開口量が少ないなどでミラーと歯列の角度が小さいにもかかわらず，無理して舌側面を撮影しようとしたためである．

実際の歯が写り込んでしまう場合，大きく開口してもらい，ミラーと歯列の角度を大きくして撮影することで回避できます

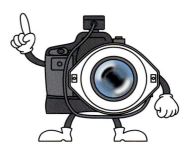

口蓋側（舌側）面観写真の並べ方

■口腔内を直接観察したとおりに並べる方法[1]

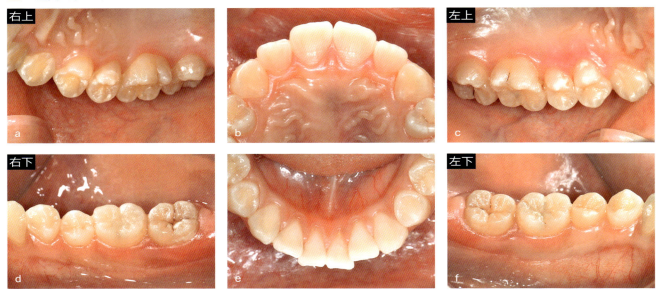

図17a〜f　この並べ方は実際に口腔内を見たままなので，視覚的に違和感がない．なお，この場合には撮影した写真はすべて反転して使用する．

■デンタルエックス線写真に準じて並べる方法[2〜4]

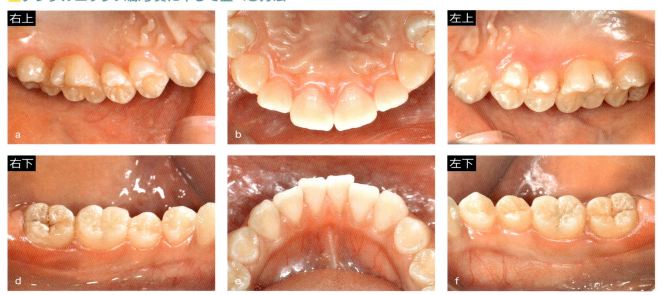

図18a〜f　この並べ方ではデンタルエックス線写真と口腔内写真の向きが一致し，さらに口蓋側（舌側）面観がつながるように配置できる．なお，この場合には撮影した写真は反転しなくてもよい（ただし，bは患者の頭の後ろから撮影した時には上下・左右に反転して使用する）．

Lesson 6　部位別撮影編

■ デンタルエックス線写真と口腔内写真の向きを一致させる

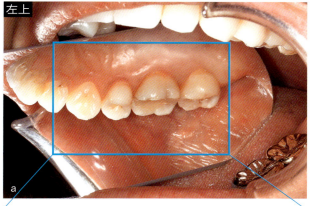

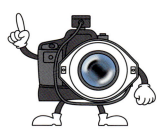

撮影した写真を反転しなければ，デンタルエックス線写真の向きと一致させることができます

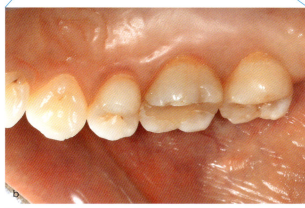

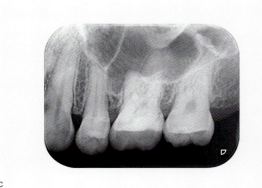

図19a〜c　ミラーを使って撮影した写真を反転しなければ，デンタルエックス線写真の向きと一致した口腔内写真となる．

図17の並べ方は，口腔内を観察する時と同じなので視覚的に違和感がなく，筆者はこの配置を採用している．

図18の並べ方では，デンタルエックス線写真と口腔内写真の向きが一致し（図19），さらに口蓋側（舌側面）面観が右から左へつながるように配置できる利点がある．

Lesson 6-5のまとめ

前歯部口蓋側（舌側）面観の撮影では，例外的にミラー後縁を咬合面に当てて撮影する．

口蓋側（舌側）面観写真は，どのように並べて配置するかによって，撮影画像を反転させるかどうかが異なるので，注意が必要である．

Lesson 7

シェードテイキング

　一般的なシェードテイキングとは，患者の歯の色（シェード）とシェードガイドを比較し，歯の色にもっとも近いシェードタブを選ぶ作業で，歯冠修復物を患者の希望する色や術者の意図する色に近づけるため，あるいはホワイトニングの術前術後の効果確認などで日常的に行われている[1,2]．シェードテイキングは修復物を製作する歯科技工士によって行われるのが理想であるが，現実には歯科医師がシェードテイキングを行い，選んだ複数のシェードタブを写し込んだ写真を撮影してシェード情報の伝達を行うことが多い．つまり，正確なシェード情報を伝達するためには，歯の色に近い適切なシェードタブの選択ができることと，それをできるだけ正確に記録できる写真撮影の知識と技術が必要になる．

　本項では後者，つまりシェードテイキング時の写真撮影について主に解説したい．

■ シェードガイド

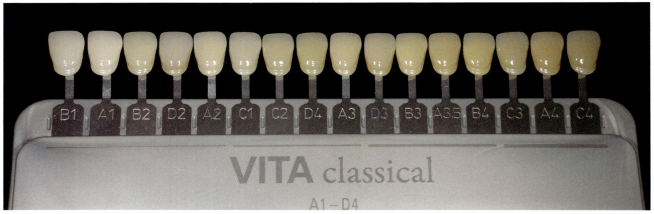

図1　もっとも一般的なシェードガイドであるVITA社のClassical A1-D4（白水貿易）．

シェードガイドとは

　シェードガイドは，天然歯のもつ複雑な色の要素のうち，ベースとなる基本色（色みや明るさなど）を確認するための道具である．シェードガイドは多くの種類が販売されているが，同じA3であってもメーカーによってわずかに色が異なるので，シェードテイキングに使用するシェードガイドと歯科技工士の使うものが同じであることが重要である．また，同じシェードガイドでも製作時期により，わずかな色のばらつきを認めることがあるので[1]，両者のシェードガイドを実際に比較することも必要である．もっとも一般的なシェードガイドはVITA社のClassical A1-D4（以下，VITAのシェードガイド）であるが（図1），最近ではホワイトニングによってB1よりも「白い」歯が存在するので，より明度の高いシェードガイドをもっておくとよい（図2, 3）．

ホワイトバランスが調整済みの口腔内撮影用カメラシステムが便利

　色という繊細な情報を記録するには一眼レフカメラが望ましく，それとともに口腔内が撮影できるマクロレンズとフラッシュが必要となる．ここで重要なのは，実際に使用するカメラとフラッシュにおいてホワイトバランスが正確に調整されていることで，その点，ホワイトバランスが調整済みの口腔内撮影用カメラシステムを利用すると簡便である．

　フラッシュにはリングフラッシュとサイドフラッシュがあり，サイドフラッシュのほうがリングフラッシュと比べて歯面に反射したフラッシュ光の写り込みを起こしにくいので，シェードテイキング時の撮影には適していると言える．ただ，リングフラッシュでも撮影を工夫すれば，表面反射を少なくすることができるので，どちらを使用しても問題ないと考えている．なお，フラッシュ光の表面反射がまったくないと歯の表面性状がわからないので，必要であれば表面反射のない写真と，多少の反射の写り込んだ写真の両方を撮影する．

色の三属性：色相・彩度・明度[1,3]

　色には，それぞれの色を特徴づける性質があり，白，黒，グレー以外のすべての色は色相・明度・彩度という3つの要素を含んでいる．

Lesson 7 シェードテイキング

■ホワイトニング用シェードガイド

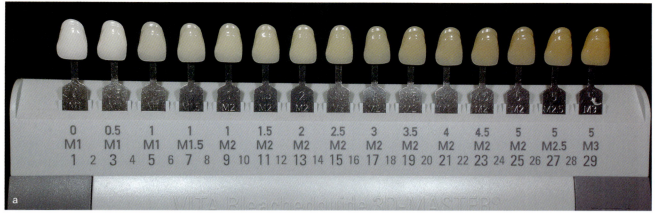

図2a, b　ホワイトニングのカウンセリングや術前術後の効果確認に適しているシェードガイド（VITA Bleachedguide 3 D-MASTER）．

■明度の高いシェードガイド

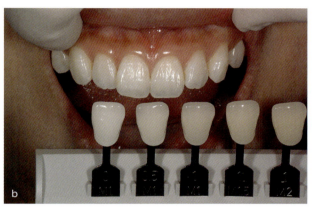

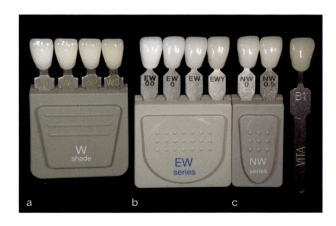

図3a～c　各社陶材等に対応した明度の高いシェードガイドもある（a：松風，b, c：クラレノリタケデンタル）．ホワイトニングにより，B1よりも白い歯が存在するので，手元に置いておくと便利である．

色相

　色相とは赤・黄・青などの「色み（色合い）」のことで，VITAのシェードガイドではA（Reddish-browish：赤みのある茶色），B（Reddish-yellowish：赤みのある黄色），C（Greyish：グレー），D（Reddish-grey：赤みのあるグレー）の4系統に分類されている（図4）．

彩度

　彩度とは「色の鮮やかさ」のことで，たとえば彩度の高い赤はより赤く，彩度の低い赤はグレーに近く

■ 色相

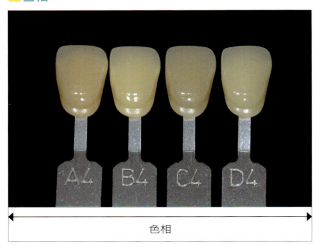

図4　色相とは色み(色合い)のこと．VITAのシェードガイドではA(赤みのある茶色)，B(赤みのある黄色)，C(グレー)，D(赤みのあるグレー)という4つの系統に分類されている．

■ 彩度

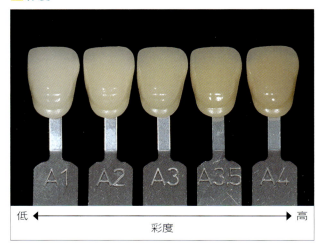

図5　彩度とは色の鮮やかさのこと．VITAのシェードガイドでは1～4の数字で表され，数字が大きいほど彩度が高く，小さいほどグレーに近づいていく．

なる．

　VITAのシェードガイドでは1～4の数字で表され，数字が大きいほど彩度が高く，小さくなるほどグレーに近づいていく(図5)．

明度

　明度とは色の明るさのことで，明度が高いと白っぽく，明度が低いと暗くなる．図6aはVITAのシェードガイドを明度順に並べ替えたもので，A～Dの系統ごとに数字が小さいほど明度が高くなる(ただし，D系統のみ，D4のほうがD3よりも明度が高い．つまりD4はD3よりも彩度が高く，明度も高いということ)．実際のシェードテイキングでは目標歯の明度から見ていくことが多いので，このようにシェードガイドを明度順に並べておくと明度の確認が行いやすい．ちなみに，図6bのように白黒写真にすると，色相と彩度の要素が取り除かれるので，明度の違いがわかりやすくなる．

天然歯の色を構成する要素

　天然歯の「色」の構成要素は，基本的に象牙質とエナメル質である．象牙質は歯の色相と彩度を，エナメル質は天然歯のもつ白さや透明感を決定づけ，そ

明度

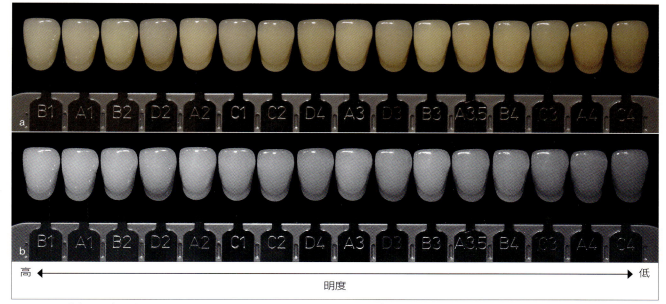

図6a, b　明度とは色の明るさのこと．a は VITA のシェードガイドを明度順に並べ替えたもので，臨床ではこの並べ方のほうが明度の確認を行いやすい．ちなみに，b のように白黒写真にすると，色相と彩度の要素が取り除かれるので，明度の違いがわかりやすくなる[1]．

れにマメロンなどの内部構造や白帯などのエナメル質表面のキャラクター，さらに歯肉や周囲の修復物の色の反射が加わって天然歯独特の色が生み出されている．

シェードテイキングで重要なのは明度

　シェードテイキング，つまり歯の色を見る際にもっとも重要なのは明度である．これを間違うと，いくら色み（色相）が合っていても，歯のキャラクター（マメロンや白帯など）が正確に再現されていたとしても，ひと目で「色の違い」を感じてしまう．したがって，シェードテイキングは，明度順に並べたシェードガイドを用い，シェードテイキングの対象歯の明度（と第一印象）を見ることから始まる．

色相（A～D）選びは難しい？

　シェードテイキングの目標歯が A～D 系統のど

れに該当するのかわかりにくいと感じることがあるかもしれないが，天然歯の基本的な色相は象牙質によって決定され，実は象牙質の色みはほとんどがA 系統であり，東洋人はエナメル質が薄いことも相まって，臨床では A 系統のシェードタブ以外はあまり選ぶことがない．

歯の色は環境光によって大きく左右されやすい

　歯の色を正しく見るためには周囲の環境の光がきわめて重要で，太陽光の存在や室内照明の種類，無影灯（チェアライト）の有無で歯の色の見え方は大きく変わってしまう．曇天の11～14時に北側の窓から入る自然光による間接光下でシェードテイキングするのが理想とされているが，この条件を常に求めることは現実的ではないので，色評価用の高演色蛍光灯を用いた室内において，無影灯を消灯して歯の色を観察するとよい[1, 3～6]．

無影灯（チェアライト）による撮影写真の違い

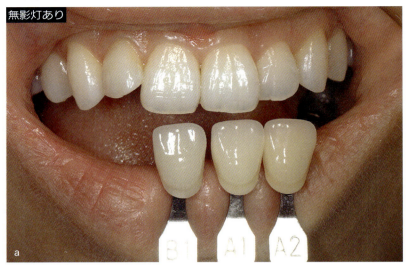

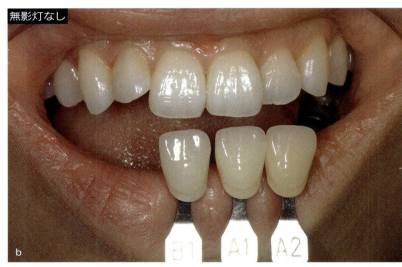

図7 a, b　無影灯を点けて撮影するかどうかで写真の色がわずかに異なる．したがって，無影灯を点けるなら常に点け，点けないなら常に消灯するなど，撮影時の条件を一定にすることがシェード写真撮影では重要である．

歯の色を見ることと記録することは別物

歯の色の見え方は環境光の影響を強く受けるが，シェード情報として歯の色を写真に記録する際の環境光の影響は限られる．つまり，撮影に使用するカメラとフラッシュのシステムでホワイトバランスが正確に調整してあれば，光源はフラッシュ光のみと考えてよく，極論すれば，室内の環境光のことは忘れてよい．つまり，歯の色を見ることと，それを撮影して記録することは分けて考えるべきである．ただし，まったく影響がないわけではなく，図7のように無影灯の光の有無により撮影写真の色はわずかに異なってくる．シェード写真の撮影では，常に同一のカメラシステムを用いる．無影灯を点けるなら常に点け，点けないなら常に消灯して撮影するなど，撮影条件を一定にすることが重要となる．

ホワイトバランスの重要性

ホワイトバランスとは光源によって変わる色みを調整する機能で，被写体の微妙な色調を実際に目で見たままの色で写真に再現するためにきわめて重要である（図8 a〜c）．しかし，ホワイトバランスを正

Lesson 7 シェードテイキング

■ ホワイトバランスによる色調の違い

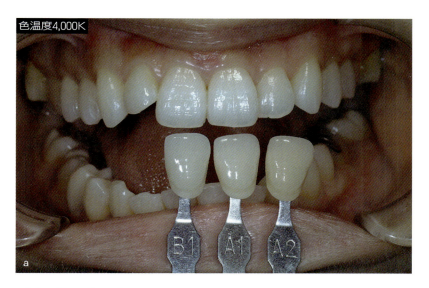

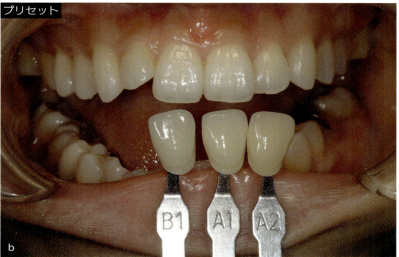

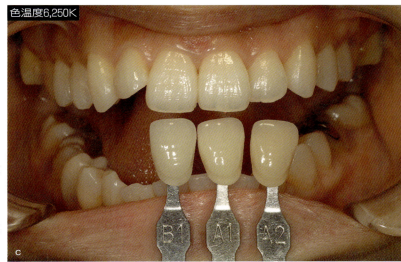

図8a〜c aはカメラのホワイトバランス設定を色温度4,000Kに，cは6,250Kにして撮影したもので，bは実際に使用するカメラとフラッシュでホワイトバランスを正確に調整してある（プリセット設定済み）カメラシステムで撮影した写真である．ホワイトバランスが合っていないと，正確なシェード情報の伝達は不可能である．

■どちらが適正露出？

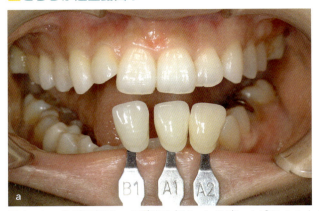
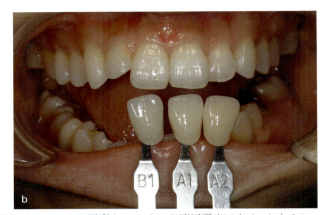

図9a,b 歯科医師はaの露出を好み，bを暗いと感じるかもしれないが，シェード写真としてはbが適正露出である．ちなみに，a,bともにフラッシュのTTLモードを用いずに，マニュアル撮影でフラッシュ光量やシャッタースピード等の条件を一定にし，F値(絞り値)のみ変えて撮影している(aはF25，bはF29で撮影)．

■歯の個性の観察に適した露出

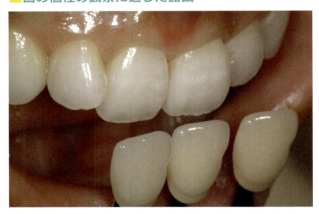

図10 通常であれば露出アンダーだが，これくらいの露出のほうが歯の内部構造や白帯などのキャラクターが観察しやすい．したがって，これもシェード写真としては適正露出である．

確に調整するのは難しいので，使用するカメラとフラッシュでホワイトバランスの初期設定がなされている撮影システムを利用するのが簡便でおすすめである．

シェード写真における適正露出[1]

適正露出のシェード写真とは，適切な環境下で観察した歯の色やシェードガイドの色が明るすぎず暗すぎず，正確にとらえられている写真のことである．図9a,bを見比べて，どちらが「適正露出」の写真と感じるだろうか．一般的に歯科医師は図9aのような明るい歯肉や歯の色調の写真を好み，実際，症例の臨床写真を見てもそのような傾向があるように思う．一方，図9bは筆者がシェード情報の記録として適正露出と考えている写真で，シェードガイドの明度を比較しても図9aより図9bのほうが実際のシェードガイドに近い．また，図10は肉眼で見た色より暗く，いわゆる露出アンダーであるが，これくらいの露出のほうが歯の内部構造や白帯などのキャラクターが観察しやすいので，これもシェード写真としては適正露出である．

一方，露出オーバーの写真(図11a)では歯の色や内部構造がわかりにくく，同じく極端な露出アン

Lesson 7 シェードテイキング

■不適切な露出のシェード写真

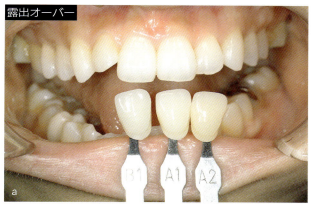
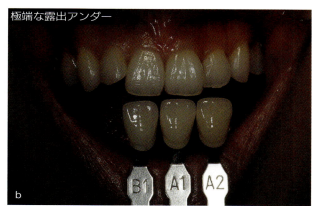

図11a, b　露出オーバー（a）や，極端な露出アンダー（b）の写真はシェード写真としては不適切である．

■グローブを写し込んでみる

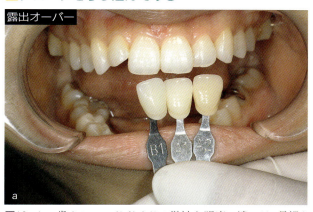
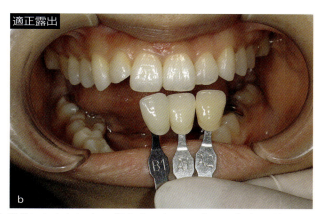

図12a, b　歯やシェードガイドの微妙な明度の違いは，見慣れないと意外にわかりにくい．慣れないうちはグローブを写し込んで，実際のグローブの色とモニター上の色を比較すると適正露出かどうかを確認しやすいことがある（aは露出オーバー，bは適正露出）．

ダーの写真（図11b）もシェード情報としては不適切である．ちなみに筆者はフラッシュのTTLモードは用いず，マニュアル撮影でシャッタースピードやISO感度等の条件を一定にし，F値（絞り値）と，場合によりフラッシュ光量を調整して適正露出を得るようにしている（Lesson 2参照）．

適正露出の確かめ方

デジタルカメラであれば，撮影後すぐにモニターで確認できるので，肉眼で見ている歯の色やシェードガイドの色とモニター画像の色を比較すればよいわけであるが，歯やシェードガイドの微妙な明るさの違いは，見慣れないと意外にわかりにくいものである．

そこで，被写体から引き気味の写真を撮影する時に，わざとグローブを写し込んでみるとよい（図12）．歯やシェードガイドよりもグローブの明るさの違いのほうがわかりやすいので，慣れないうちは歯とシェードガイドとともに，グローブの実際の色とモニター上の色を比較して適正露出かどうかを確認すると判断しやすいことがある．

■乾燥は天敵

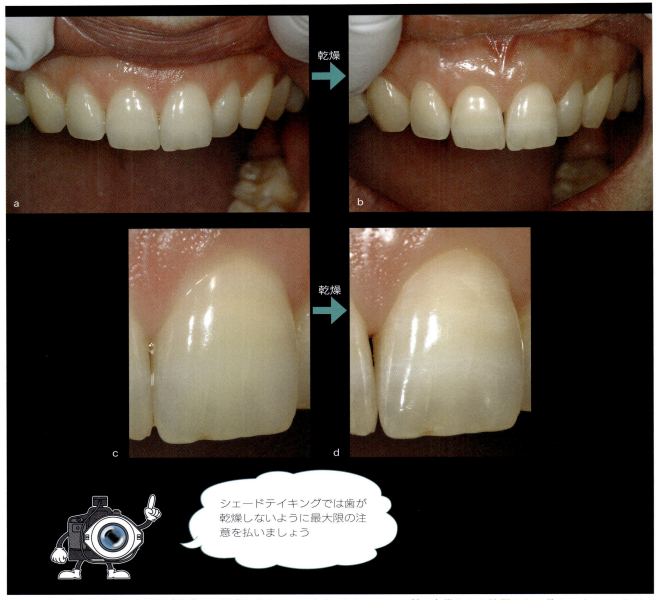

図13a〜d 歯は乾燥すると透明感を失い，明度が上がってしまう．またエナメル質の白帯なども強調されて見えてくる．したがってシェードテイキングでは歯が乾燥しないように最大限の注意を払わなければならない[1,4]．

歯面の乾燥で変化するシェード

　エナメル質は乾燥すると透明感を失って白濁してしまう[1,4,5]．図13a, b のように，唾液で潤った歯面が乾燥すると，透明感を失い，明度が上がって見えるのがわかる．図13c, d のように拡大すると，湿った歯面ではあまりはっきりしなかった白帯も見えてきている．このようにシェードテイキング時には歯面の乾燥に気をつけなければならず，もし図13b, d のようなシェード情報を歯科技工士に渡せば，実際

Lesson 7　シェードテイキング

■ **シェードテイキングでは口角鉤を使わない**

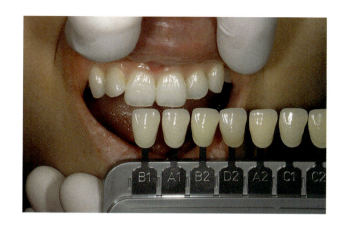

図14　口角鉤をかけると歯面が乾燥しやすくなるので，シェードテイキング時は口角鉤を使わず，指で口唇をよけながら行う．シェード写真撮影では口角鉤を使用するが，乾燥を避けるため短時間で撮影を終えること．

よりも明度が高く，白帯の強調された修復物になってしまう．

したがって，シェードテイキングのタイミングは治療開始前が理想的で，しかも最初から口角鉤をかけてしまうと歯面の乾燥を助長してしまうので，まずは指で口唇をよけて対象歯とシェードガイドを比較し（図14），シェードタブを選んだ後に，口角鉤をかけ，速やかに撮影するように心がける．

ちなみに筆者は，治療開始前にシェードテイキングをしない場合は，二重圧排後，印象採得を行うまでの数分間に歯面を再度しっかり湿らせてから行うことが多い．なお，目はある色を見続けるとその色に対する感度が低下してしまうので，シェードテイキングに時間をかけていると色を判断しづらくなってしまう．その意味からもシェードテイキングは短時間で行われるべきである[1,4]．

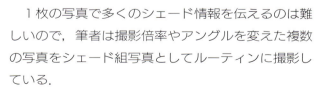

情報量の多いシェード組写真

1枚の写真で多くのシェード情報を伝えるのは難しいので，筆者は撮影倍率やアングルを変えた複数の写真をシェード組写真としてルーティンに撮影している．

たとえば，臼歯に比べるとより精密なシェード情報を必要とする前歯では，図15の4枚の組写真を基本とし，ケースによってプラスαの写真を撮影するようにしている．

まずは，目標とする歯にもっとも近い色だと判断したシェードタブ（A系統が多い）と，同系統で一段明度の高い（明るい）タブと低い（暗い）タブを，適正露出で引き気味に（低倍率で）撮影している（図15a）．正面からの撮影なので歯面にフラッシュ光の反射が現れやすいが，この写真によって，シェード情報のなかでもっとも大切な明度と，対象歯のファーストインプレッションを伝えることができる．なお，対象歯のみを高倍率で撮影すると，歯列全体の明度や印象が把握できない．

次に，撮影倍率を上げて正面の歯頸部方向からの写真（図15c）と，同じく歯頸部方向から左右に振った写真（図15b, d）を撮影している．歯頸部方向から撮影するとフラッシュ光の表面反射を防ぐことができ，さらに光が切端方向に抜けるので，歯の内部構造やエナメル質表面のキャラクターが把握しやすくなる[1,4,5]．また，左右に振った写真では内部構造とともに隣接面の情報も含めることができる．なお，撮影倍率の高い写真は露出アンダー気味のほうがよい．なぜなら，そのほうが歯の内部構造等を観察しやすいからで，したがってシェード写真ではこれらの写真も適正露出であると言える．

成功例・失敗例で学ぶ　規格性のある口腔内写真撮影講座

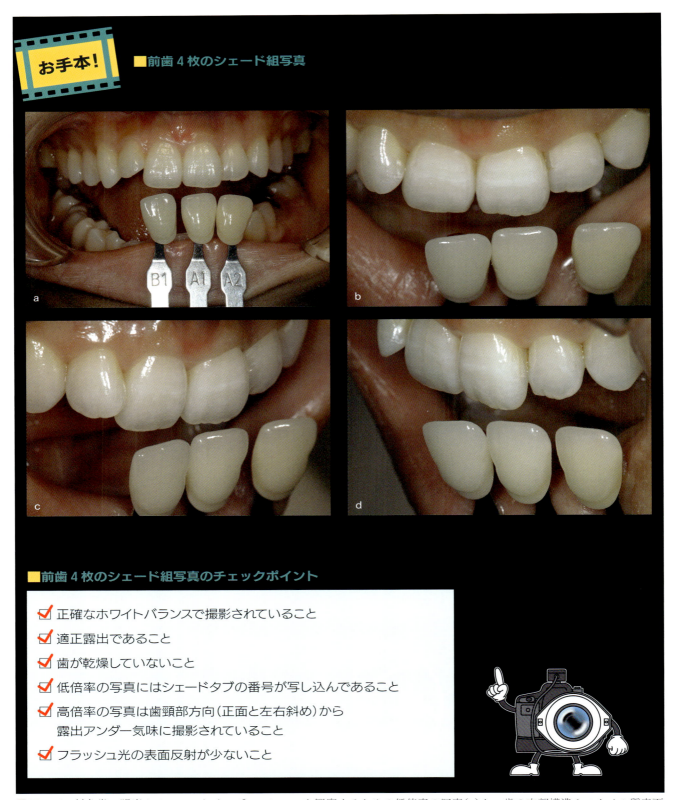

図15a〜d　対象歯の明度やファーストインプレッションを観察するための低倍率の写真（a）と，歯の内部構造やエナメル質表面のキャラクターなどを観察するための高倍率の写真（b〜d）．高倍率の写真は歯頸部方向（正面と左右斜め）から露出アンダー気味に撮影する．

Lesson 7 シェードテイキング

■ 臼歯のシェード写真

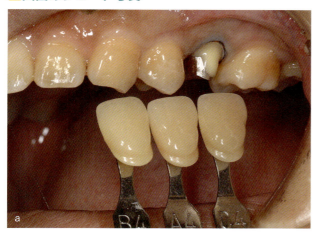
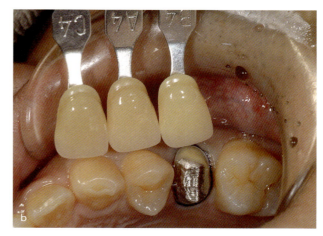
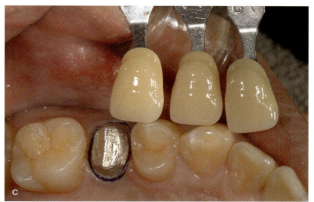

図16a〜c　臼歯のシェード写真は，通常はミラーを使わずに頬側面と咬合面を撮影する．cのようにミラーを使用する場合には，歯面が乾燥しないように短時間で撮り終わること．

臼歯のシェード写真の記録の仕方

　臼歯の修復物では前歯ほどシビアに細かな歯の特徴を再現しなくてよい場合が多いので，明度や色みなどのベースとなるシェード情報を正確に記録できればよい．具体的には頬側面と咬合面の2枚の写真が最低限必要である（図16a, b）．

　筆者は通常，ミラーを使って撮影していない．なぜならミラーを使って撮影していると，歯面が乾燥しやすく，正しいシェード情報を記録できないからである．Lesson 6までに解説した規格撮影と異なり，側方面や咬合面を真正面から撮影できていなくても，シェード情報の伝達には問題ないと考えている．もしも図16cのようにミラーを使って撮影する場合には，歯面の乾燥に気をつけ，なるべく短時間で撮り終わるように心がける．

　なお，修復する歯の反対同名歯がきれいな天然歯の場合は，参考として反対側も撮影したほうがよい．

好ましくないシェード写真とは

シェードタブの位置[1, 4, 7]

　シェードタブが歯と重なっているとその部位のシェード情報が失われ（図17a），また離れすぎても色を比較しにくい（図17b）．図17cのように，歯とシェードタブを同一平面上に並べ，切端どうしを1mmくらい離して撮影するとよい．ちなみに，シェードガイドは前方にあると明度が高く見え，後方にあると明度が低く見えてしまう．

成功例・失敗例で学ぶ　規格性のある口腔内写真撮影講座

好ましくないシェード写真とは？

■シェードタブの位置（図17）[1, 4, 7]

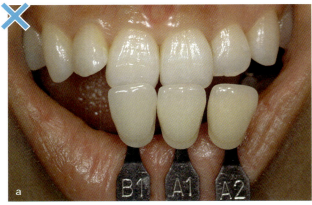

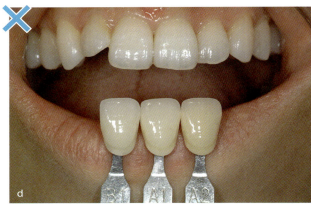

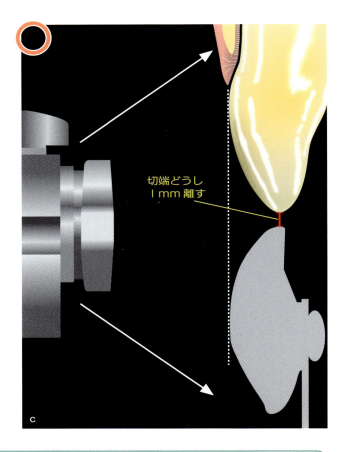

切端どうし
1mm 離す

> **ここが BAD！**
> シェードタブが歯と重なっていると，その部位のシェード情報が観察できない（a）．また両者が離れすぎていても色を比較しにくい（b）．なお，c は参考文献 7 より引用改変．

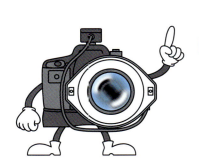

cのように歯とシェードタブを同一平面上に並べ，切端どうしを1mmくらい離して撮影しましょう

Lesson 7　シェードテイキング

■ **シェードタブの番号が写っていない**（図18）

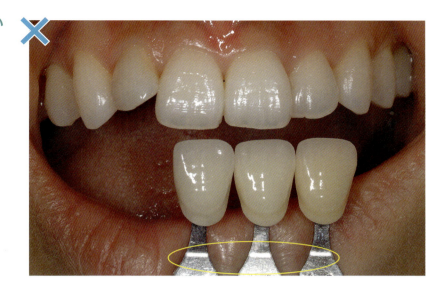

ここがBAD！
シェード番号が写っていないと，歯をどのシェードタブと比較しているのかがわからない．

■ **強すぎる表面反射の写り込み**（図19）

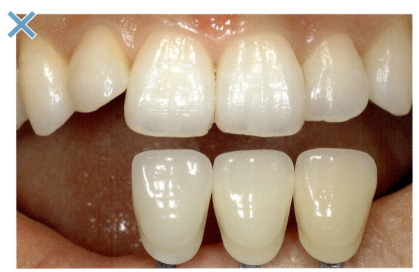

ここがBAD！
フラッシュ光の表面反射が強すぎると，歯の基本色や歯の内部構造などの情報が失われてしまう．

シェードタブの番号が写っていない

　図18のようにシェード番号が写っていない写真だけを歯科技工士に渡しても，歯をどのシェードタブと比較しているのかわからないので，必ずシェード番号を写し込むようにする．ただし，低倍率の写真にシェード番号を写し込み，高倍率撮影時に同じタブを同じ並びで使用する場合にはシェード番号が写っていなくてもよいというルールを両者の間で取り決めておけば，すべての写真に番号が写っていなくてもよい．

強すぎる表面反射の写り込み

　多少の表面反射がないと歯の表面性状はわからないが，それが強すぎると歯の基本色や内部構造などの情報が失われてしまう（図19）．したがって，なるべく表面反射が写り込まないように撮影したほうがよい．もしも表面性状を詳しく伝えたい場合には，表面反射のない写真とある写真の両方を撮影する．

■ ピンボケ（図20）

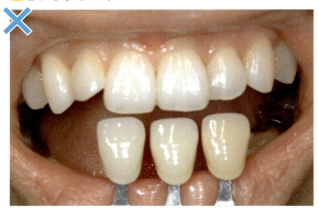

ここがBAD！
ピントが合っていないと，色や歯の構造が読み取れない．

■ 歯面のステインや咬合紙の色（図21）

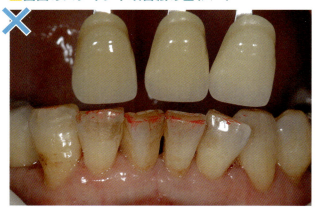

ここがBAD！
歯面にステインや歯石，プラーク付着および咬合紙の着色があると，正確な色情報の伝達ができない[4]．

ピンボケに注意

ピントが合っていないと，色や歯の構造が読み取れないので（図20），しっかりピントを合わせる必要がある．また，被写界深度の浅い写真は歯科技工士がシェード情報を読み取りにくいので，なるべく絞りを絞って撮影するほうが望ましい．

歯面のステインや咬合紙の色[4]

歯面にステインや歯石，プラークが付着していたり，咬合紙の色がついていると（図21），その部分の色情報を正確に伝達できないので，きれいな歯面でシェードテイキングを行う．

Lesson 7 のまとめ

本項ではシェードテイキングのごく基本的な解説を行ったが，ほんのちょっとした違いで情報の質と量は変わるものである．患者に満足してもらう修復物を製作するためには，歯科医師と歯科技工士との間にしっかりとしたコミュニケーションが必要で，そのためには歯科技工士が必要とするシェード情報が多く盛り込まれた写真を正確かつシンプルに撮影しなければならない．そして，シェード写真を歯科技工士に渡したら終わりではなく，完成して口腔内に入った修復物の写真を見てもらってすりあわせを行い，シェード情報の伝達の質をさらに上げていく努力を怠らないようにしたいものである．

参考文献

Lesson 1

1．須呂剛士．編集委員会だより17）口腔内写真の規格性と撮影法について．顎咬合誌 2015；35（1/2）：1‐3．
2．須呂剛士．クラウン・ブリッジにおける前歯部審美修復．In：日本審美歯科協会（編）．日本審美歯科協会30年の歩み．あくなき挑戦．東京：クインテッセンス出版，2014；58‐65．
3．須呂剛士．所見で読み取れる情報を見逃さないための注意点を教えてください．In：金子至，三辺正人，吉野敏明，渡辺隆史（編）．歯周1st．ペリオ治療の疑問をスピード解決！．東京：デンタルダイヤモンド社，2009；18．
4．清野尚．アドバンス臨床写真コース．東京：クインテッセンス出版，1994．
5．須呂剛士．誌上経基臨塾．エマージェンスプロファイルを考慮した前歯部修復の一症例．補綴臨床 2015；44（3）：252‐260．

Lesson 2

1．清野尚．アドバンス臨床写真コース．東京：クインテッセンス出版，1994．
2．ソニックテクノHP．http://www.sonictechno.co.jp/（2017年1月10日アクセス）．
3．熊谷崇，熊谷ふじ子，鈴木昇一．新口腔内写真の撮り方（第2版）．東京：医歯薬出版，2012．
4．小田中康裕（監修），梶田範行，德冨博和，内藤孝雄，中澤章，山本尚吾（著）．別冊QDT若手歯科医師・技工士のためのシェードテイキング超入門．歯の色が理解できればシェードテイキングは簡単．東京：クインテッセンス出版，2007．
5．須呂剛士．編集委員会だより17）口腔内写真の規格性と撮影法について．顎咬合誌 2015；35（1/2）：1‐3．

Lesson 3

1．ソニックテクノHP．http://www.sonictechno.co.jp/（2017年1月7日アクセス）．
2．小田中康裕（監修），梶田範行，德冨博和，内藤孝雄，中澤章，山本尚吾（著）．別冊QDT若手歯科医師・技工士のためのシェードテイキング超入門．歯の色が理解できればシェードテイキングは簡単．東京：クインテッセンス出版，2007．
3．大河雅之，山﨑治，山本尚吾（編）．月刊「歯科技工」別冊．デジタル・デンタルフォトテクニックマスターブック．正確，精密なシェードテイキングから発表，保存用の画像撮影まで．東京：医歯薬出版，2013．
4．山本尚吾，瓜坂達也（編）．月刊「歯科技工」別冊．デジタル・デンタルフォトテクニックマスターブックⅡ．コンパクトデジタルカメラの口腔内撮影からアドバンスな一眼レフ撮影技法まで．東京：医歯薬出版，2015．
5．清野尚．アドバンス臨床写真コース．東京：クインテッセンス出版，1994．

Lesson 4

1．眞田浩一，月星光博．撮る・見る・見せるデジタル口腔内写真（改訂版）．東京：クインテッセンス出版，2005．
2．鈴木貴規．Special Issue New York Styleで行う歯科用・口腔内写真撮影の全貌．適切な経過観察とラボコミュニケーションのために知っておきたいA to Z．中編：診査・診断〜術中・術後の写真撮影のためのテクニック．歯科技工 2016；44（5）：580．
3．清野尚．アドバンス臨床写真コース．東京：クインテッセンス出版，1994．
4．デンタルテクニカのHP．http://www.dentaltechnica.com/（2017年2月3日アクセス）．
5．須呂剛士．編集委員会だより．口腔内写真の規格性と撮影法について．顎咬合誌 2015；35（1/2）：1‐3．

Lesson 5

1．熊谷崇，熊谷ふじ子，鈴木昇一．新口腔内写真の撮り方（第2版）．東京：医歯薬出版，2012．
2．須呂剛士．クラウン・ブリッジにおける前歯部審美修復．In：日本審美歯科協会（編）．日本審美歯科協会30年の歩み．あくなき挑戦．東京：クインテッセンス出版，2014；58‐65．
3．須呂剛士．編集委員会だより．口腔内写真の規格性と撮影法について．顎咬合誌 2015；35(1/2)：1‐3．
4．上村恭弘，河原英雄，河津寛．歯科開業学　親父の小言に学ぶ．東京：クインテッセンス出版，2005．

Lesson 6-1

1．清野尚．アドバンス臨床写真コース．東京：クインテッセンス出版，1994．
2．Pasquale L, Luca P. Photography in dentistry：theory and techniques in modern documentation. Chicago：Quintessence, 2012.
3．Sheridan P. Clinical photography in dentistry：a new perspective. Chicago：Quintessence, 2017.
4．眞田浩一，月星光博．改訂版 撮る・見る・見せる デジタル口腔内写真．東京：クインテッセンス出版，2005．
5．熊谷崇，熊谷ふじ子，鈴木昇一．新口腔内写真の撮り方（第2版）．東京：医歯薬出版，2012．

Lesson 6-2

1. 清野尚. アドバンス臨床写真コース. 東京：クインテッセンス出版, 1994.
2. Pasquale L, Luca P. Photography in dentistry：theory and techniques in modern documentation. Chicago：Quintessence, 2012.
3. 熊谷崇, 熊谷ふじ子, 鈴木昇一. 新口腔内写真の撮り方（第2版）. 東京：医歯薬出版, 2012.
4. 眞田浩一, 月星光博. 改訂版 撮る・見る・見せる デジタル口腔内写真. 東京：クインテッセンス出版, 2005.
5. 須呂剛士. 編集委員会だより. 口腔内写真の規格性と撮影法について. 顎咬合誌 2015；35（1/2）：1-3.

Lesson 6-3

1. 清野尚. アドバンス臨床写真コース. 東京：クインテッセンス出版, 1994.
2. 眞田浩一, 月星光博. 改訂版 撮る・見る・見せる デジタル口腔内写真. 東京：クインテッセンス出版, 2005.
3. 熊谷崇, 熊谷ふじ子, 鈴木昇一. 新口腔内写真の撮り方（第2版）. 東京：医歯薬出版, 2012.
4. Pasquale L, Luca P. Photography in Dentistry：theory and techniques in modern documentation. Chicago：Quintessence, 2012.
5. Sheridan P. Clinical photography in dentistry：a new perspective. Chicago：Quintessece, 2017.
6. 須呂剛士. 編集委員会だより17)口腔内写真の規格性と撮影法について. 顎咬合誌 2015；35（1/2）：1-3.
7. 下川公一. 咬合治療と顔貌の変化. 第1回 咬合治療の目的. 歯界展望 2010；115（1）：81-92.
8. 下川公一. 咬合治療と顔貌の変化. 第2回 咬合が蝶形骨に及ぼす影響. 歯界展望 2010；115（3）：445-461.
9. 下川公一. 咬合治療と顔貌の変化. 第3回 咬合治療に重要な3つの法則. 歯界展望 2010；115（5）：855-867.
10. 下川公一. 咬合治療と顔貌の変化. 第4回 スマイルトレーニングの役割. 歯界展望 2010；116（1）：60-75.
11. 下川公一. 咬合治療と顔貌の変化. 第5回 咬合治療におけるアンテリアガイダンスとチューイングサイクルの相関関係（1）. 歯界展望 2010；116（4）：641-655.
12. 下川公一. 咬合治療と顔貌の変化. 第6回 咬合治療におけるアンテリアガイダンスとチューイングサイクルの相関関係（2）. 歯界展望 2010；116（6）：1045-1057.
13. 下川公一. 咬合治療と顔貌の変化. 第7回 咬合治療とインプラント治療におけるトップダウントリートメント（1）. 歯界展望 2011；117（2）：251-261.
14. 下川公一. 咬合治療と顔貌の変化. 第8回 咬合治療とインプラント治療におけるトップダウントリートメント（2）. 歯界展望 2011；117（4）：615-628.

Lesson 6-4

1. Pasquale L, Luca P. Photography in Dentistry：Theory and Techniques in Modern Documentation. Chicago：Quintessence, 2012.
2. 眞田浩一, 月星光博. 改訂版 撮る・見る・見せる デジタル口腔内写真. 東京：クインテッセンス出版, 2005.
3. 飯田しのぶ, 山口志穂. だれでもバッチリ撮れる！口腔内写真撮影. 東京：クインテッセンス出版, 2008.
4. 熊谷崇, 熊谷ふじ子, 鈴木昇一. 新口腔内写真の撮り方（第2版）. 東京：医歯薬出版, 2012.

Lesson 6-5

1. Pasquale L, Luca P. Photography in Dentistry：Theory and Techniques in Modern Documentation. Chicago：Quintessence, 2012.
2. 眞田浩一, 月星光博. 改訂版 撮る・見る・見せる デジタル口腔内写真. 東京：クインテッセンス出版, 2005.
3. 飯田しのぶ, 山口志穂. だれでもバッチリ撮れる！口腔内写真撮影. 東京：クインテッセンス出版, 2008.
4. 熊谷崇, 熊谷ふじ子, 鈴木昇一. 新口腔内写真の撮り方（第2版）. 東京：医歯薬出版, 2012.

Lesson 7

1. 小田中康裕（監著）, 梶田範行, 德冨博一, 内藤孝雄, 中澤章, 山本尚吾（著）. QDT別冊 若手歯科医師・技工士のためのシェードテイキング超入門. 東京：クインテッセンス出版, 2007.
2. 小田中康裕, 中澤章, 内藤孝雄. 鼎談 シェードコミュニケーション. 良好なシェード情報伝達のために歯科医師・歯科技工士が知っておかないといけないことは何か？. QDT 2008；33（2）：11-35.
3. 指宿真澄. 歯冠色のアート. ジーシー社創業70周年記念誌 1992：19-21.
4. 青嶋仁. 特集：シェードテイキングの基礎と臨床上のポイント. こうすれば必要十分な情報が伝えられる・得られる. 基本中の基本編. QDT 2005；30（1）：18-23.
5. 南清和. 月刊 南清和 審美歯科修復への誘い. 東京：デンタルダイヤモンド社, 2007.
6. 大河雅之, 山﨑治, 山本尚吾（編）. 月刊「歯科技工」別冊 デジタル・デンタルフォトテクニックマスターブック. 正確, 精密なシェードテイキングから発表, 保存用の画像撮影まで. 東京：医歯薬出版, 2013.
7. Pascal Magne, Urs Belser（共著）, 山﨑長郎（監修）, 日髙豊彦, 瀬戸延泰, 植松厚夫（訳）. ボンディッドポーセレンレストレイションズ. バイオミメティック・アプローチ. 東京：クインテッセンス出版, 2002.

索引

あ
ISO 感度　22，26〜29，32，65，131

い
イメージセンサー　23，26〜28，31，36，38
　APS-C サイズ　38
　フルサイズ　38

え
APS-C サイズ　38
F 値(絞り値)　22，23〜29，40，48，71，131

お
オートフォーカス　62

か
画角　38
画像の反転　52〜54，81，121
画面構成　14〜19，57
ガラス製ミラー　46，47，50

き
規格　14〜19，32，40，56，57，60，62，73，81，84，87，88，90
　——撮影　14，15，32，62
　——写真　32，56，57，60，81，84，87，88
　——性　14〜19，40，56，57，62，73，90
臼歯部口蓋側(舌側)面観　98〜109
　口角鈎　98〜100
　撮影手順　100
　撮影倍率　100
　撮影ポジション　99
　チェックポイント　100
　ピント合わせ　100
　ミラー撮影　102〜107

く
クリックストップ式　31，63
グレーカード　31

こ
口角鈎　14，42，45，56，68，77，81，85，87〜89，98〜100，110，111，116
　側方撮影用　85
　フックタイプ　42，45，89，111，116
咬合面観　19，42，45，46，88〜97，104，110
　画像の反転　52
　口角鈎　42，45
　撮影手順　89
　撮影倍率　89
　撮影ポジション　88
　チェックポイント　90
　ピント合わせ　89
　ミラー撮影　90，92，94

咬合面観撮影用ミラー　46，110
コントラスター　45

さ
彩度　124，125
サイドフラッシュ　39，124
撮影倍率　14〜17，22，31，32，36，62，63，65，72，79，87，89，100，111
　臼歯部口蓋側(舌側)面観　100
　咬合面観　89
　正面観　73
　側方面観　79，87
　前歯部口蓋側(舌側)面観　111

し
シェードガイド　124，125，135
シェード写真　130，131，133，135，138
　彩度　124，125
　色相　124，125〜127
　適正露出　130〜133
　明度　124，126，127，130，132，133，135
シェードタブ　127，133，135，137
シェードテイキング　29，124，126，127，132，133
色相　124，125〜127
絞り　22，23〜25，28，32，48，65，138
絞り値(F 値)　22，23〜29，40，48，71，131
シャッタースピード　22，25〜28，131
収差　36
焦点距離　36，38
正面観　26，32，39，42，68〜75
　口角鈎　42
　撮影手順　68
　撮影倍率　72
　撮影ポジション　68
　チェックポイント　72
　ピント合わせ　69

す
ステンレス製ミラー　46，47，50
ストラップ　60

せ
前歯部口蓋側(舌側)面観　42，45，110〜121
　口角鈎　42，45，110，111，116
　撮影手順　111
　撮影倍率　111
　撮影ポジション　111
　チェックポイント　111
　ピント合わせ　111
　ミラー撮影　114〜116

そ
側方撮影用の口角鈎　85
側方面観　16，17，32，42，45，46，54，76〜87
　画像の反転　54
　口角鈎　42，45，77，81，85，87
　撮影手順　77

撮影倍率　79
　　撮影ポジション　77
　　チェックポイント　77
　　ピント合わせ　77
　　ミラー撮影　79〜81
側方面観撮影用ミラー　46

ち

チェアライト（無影灯）　127，128

て

TTL　22，32，40，48，65
　──モード　32，40，48
適正露出　26，28，130〜133
手ブレ　26，27，61

は

ハレーション　29，39
反射率　46〜48

ひ

被写界深度　14，15，22，25，36，71，138
表面反射式　46〜48
ピント　14，15，17，19，22，25，26，36，62，65，69，71，
　　　77，89，90，92，100，111，112，138
　　臼歯部口蓋側（舌側）面観　100
　　咬合面観　89
　　正面観　69
　　側方面観　77
　　前歯部口蓋側（舌側）面観　111

ふ

フックタイプの口角鉤　42，45，89，111，116
フラッシュ　22，25，27，28，29，31，32，39，40，47，48，
　　　65，81，84，124，128，130，131，133
　　──光　128，133
　　──光量　25，28，29，48，65，131
　　──発光量　32
　　サイドフラッシュ　39，124
　　リングフラッシュ　39，124
　　フルサイズ　33

ほ

ホワイトバランス　22，31，124，128，130

ま

マクロ撮影　31，32，36，38
マニュアル撮影　27，131
マニュアル発光　32，40，48
マニュアルフォーカス　62，65，71
マニュアルモード　40

み

ミラー　14，17，36，42，45〜54，57，65，77，79，81，84，
　　　88〜90，92，94，98〜100，102，103，107，110，
　　　111〜116，135
　　ガラス製ミラー　46，47，50
　　臼歯部口蓋側（舌側）撮影用ミラー　98
　　咬合面観撮影用ミラー　46，110
　　ステンレス製ミラー　46，47，50
　　側方面観撮影用ミラー　46
ミラー撮影　79，81，90，92，94，102，103，107，114〜116
　　臼歯部口蓋側（舌側）面観　102，103，107
　　咬合面観　90，92，94
　　側方面観　79，81
　　前歯部口蓋側（舌側）面観　114〜116

む

無影灯（チェアライト）　127，128

め

明度　124，126，127，130，132，133，135

り

リングフラッシュ　39，124

れ

レンズ　36，38，56，60，61，63，71

ろ

露出　22，26，28，29，40，48，65，130〜133
　　適正露出　26，28，29，130〜133
　　露出アンダー　130，131，133
　　露出オーバー　130
　　露出補正　48

わ

ワーキングディスタンス　31，36，38，61，63，65

A

APS-C サイズ　38

F

F 値（絞り値）　22，23〜29，40，48，71，131

I

ISO 感度　22，26〜29，32，65，131

T

TTL　22，32，40，48，65
　──モード　32，40，48

[著者略歴]

須呂剛士（すろ　つよし）
歯学博士

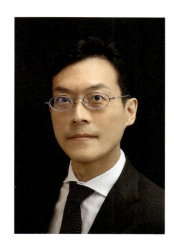

略歴

- 1994年　九州大学歯学部卒業
- 2004年　大分県佐伯市にて，やよい歯科医院開設
- 2012年　日本大学松戸歯学部生化学・分子生物学講座にて歯学博士号取得
  　　　　現在に至る

主な所属

日本顎咬合学会　認定医
日本審美歯科協会　会員
UCLA-Kawazu Dental Study Club　会員
福岡豊歯会　会員
経基臨塾　会員
米国歯周病学会（AAP）会員

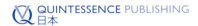

成功例・失敗例で学ぶ
規格性のある口腔内写真撮影講座

2018年3月10日　第1版第1刷発行

著　　者　須呂剛士（すろつよし）

発 行 人　北峯康充

発 行 所　クインテッセンス出版株式会社
　　　　　東京都文京区本郷3丁目2番6号　〒113-0033
　　　　　クイントハウスビル　電話(03)5842-2270(代表)
　　　　　　　　　　　　　　　(03)5842-2272(営業部)
　　　　　　　　　　　　　　　(03)5842-2275(編集部)
　　　　　web page address　http://www.quint-j.co.jp/

印刷・製本　サン美術印刷株式会社

Ⓒ2018　クインテッセンス出版株式会社　　　禁無断転載・複写
Printed in Japan　　　　　　　　　　　　　落丁本・乱丁本はお取り替えします
ISBN978-4-7812-0607-3　C3047　　　　　　定価はカバーに表示してあります